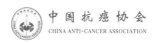

中国抗癌协会
CHINA ANTI-CANCER ASSOCIATION

筛查技术

中国肿瘤整合诊治技术指南（CACA）

CACA TECHNICAL GUIDELINES FOR HOLISTIC INTEGRATIVE MANAGEMENT OF CANCER

2023

丛书主编：樊代明

主　编：陈万青　李　霓

U0244963

天津出版传媒集团

天津科学技术出版社

图书在版编目(CIP)数据

筛查技术 / 陈万青, 李霓主编. -- 天津 : 天津科
学技术出版社, 2023.5
("中国肿瘤整合诊治技术指南(CACA)"丛书 /
樊代明主编)
ISBN 978-7-5742-0903-9

Ⅰ.①筛… Ⅱ.①陈… ②李… Ⅲ.①肿瘤学—诊断
学 Ⅳ.①R730.4

中国国家版本馆CIP数据核字(2023)第037640号

筛查技术
SHAICHA JISHU
策划编辑：方　艳
责任编辑：马妍吉
责任印制：兰　毅

出　　版：天津出版传媒集团
　　　　　天津科学技术出版社
地　　址：天津市西康路35号
邮　　编：300051
电　　话：(022)23332695
网　　址：www.tjkjcbs.com.cn
发　　行：新华书店经销
印　　刷：天津中图印刷科技有限公司

开本787×1092　1/32　印张5.875　字数70 000
2023年5月第1版第1次印刷
定价:70.00元

编委会

丛书主编

樊代明

名誉主编

赫　捷

主　编

陈万青　李　霓

副主编（以姓氏拼音为序）

曹　巍　陈宏达　姜　晶　李　江　马建辉　彭　绩
任建松　石菊芳　孙　凤　田金徽　王　飞　吴　宁
邢念增

编　委（以姓氏拼音为序）

柏　愚　毕新刚　毕新宇　步　宏　蔡建强　曹广文
曾　强　陈海泉　陈可欣　陈　坤　陈　磊　陈鸣声
陈起航　陈　煜　崔　宏　崔久嵬　崔　巍　董学思
杜灵彬　段钟平　方文涛　房静远　付　丽　付向宁
高春芳　郜恒骏　顾　晋　郭宏骞　郭佑民　韩苏军
韩优莉　何建军　何建行　何立儒　贺宇彤　胡付兰
胡　坚　胡英斌　胡志斌　黄　建　黄云超　季加孚
江　宇　姜　晶　金　锋　靳光付　兰　平　雷　林

黎国威	李德川	李纪宾	李　静	李文庆	李　肖
李修岭	李　汛	李　扬	李兆申	梁智勇	令狐恩强
刘东戈	刘国祥	刘吉勇	刘伦旭	刘　明	刘士远
刘运泳	刘再毅	娄金丽	卢瑷瑷	鲁凤民	吕　宁
马斌林	马　飞	马红霞	那彦群	南月敏	欧阳取长
潘凯枫	庞　达	秦　朝	曲春枫	邵志敏	沈思鹏
盛剑秋	施　宏	石　洁	石素胜	宋冰冰	宋咏梅
宋张骏	孙　强	孙喜斌	田　捷	田　军	田文静
田艳涛	王华明	王家林	王建东	王　靖	王立东
王憨杰	牛俊奇	王　实	王树森	王锡山	王　翔
王　新	王行环	王　勇	吴　泓	吴明利	吴　齐
吴永忠	伍建林	武　鸣	夏昌发	徐兵河	徐志坚
许永杰	薛丽燕	薛　奇	杨　帆	杨　莉	杨碎胜
叶定伟	叶慧义	应建明	于　君	袁　媛	詹思延
张钢龄	张　瑾	张韶凯	张苏展	张永贞	赵景民
赵　琨	赵　亮	赵绍宏	赵心明	郑　闪	钟芸诗
周宝森	周　宏	周脉耕	庄贵华	邹德宏	邹开勇

目录 Contents

第一章

癌症筛查技术概述

一、背景

癌症是威胁国人健康的重大公共卫生问题，目前位居我国居民死因首位，给社会、家庭和个人都带来了沉重负担。据国家癌症中心统计，2016年我国癌症发病和死亡例数分别约为406万和241万，其中肺癌、胃癌、食管癌、肝癌、结直肠癌、女性乳腺癌列居我国癌症前六位。我国癌症总体预后较差，生存率不足41%，受癌症困扰家庭以千万计。

筛查和早诊早治已被公认为癌症防控最有效途径，通过早期发现，及时治疗能提高治愈率和生存率，降低死亡率。我国癌症早诊早治工作历史悠久，早在20世纪70年代，在食管癌、胃癌、肝癌等高发地区就开展了筛查相关研究和实践。2005年，通过设立中央财政补助地方卫生专项资金方式，开展人群重点癌症的早诊早治，项目覆盖地区和筛查人群逐年增加，取得了良好社会效益。

2016年，国务院印发《"健康中国2030"规划纲要》，把癌症防控作为重点工作之一。2019年，国家卫健委等十部门联合制定了《健康中国行动——癌症防治实施方案（2019—2022年）》，其中癌症早诊早治是八大行动之一。目前常见癌症筛查的指导规范多来自欧美国家的研究。制定适合我国国情和人群特点的常见癌症（肺癌、乳腺癌、结直肠癌、食管癌、胃癌、肝癌和前列腺癌）筛查与早诊早治指南，将极大提高我国常见癌症筛查质量，同时，规范癌症筛查技术，提高癌症筛查效率和效果，是我国癌症防控工作的基础和保障，是落实"健康中国2030"的切实手段。

二、我国常见癌症的流行病学

（一）肺癌

我国是肺癌发病率最高的国家之一，中国肿瘤登记中心数据显示，2016年我国新发肺癌病例82.8万例，其中男性55.0万例，女性27.8万例，占全部恶性肿瘤发病的20.4%。全国肺癌发病率（粗率）为59.9/10万，男性为77.6/10万，女性为41.3/10万。2016年中国肺癌死亡病例65.7万例，男性45.5万例，女性20.2万例，占全部恶性肿瘤死亡的27.2%。全国肺癌死亡率（粗率）为47.5/10万，男性死亡率为64.2/10万，高于女性的30.0/10万。

肺癌是预后最差的恶性肿瘤之一。2012—2015年，中国人群肺癌5年生存率为19.7%；男性低于女性

（16.8% vs. 25.1%）；农村低于城市（15.4% vs. 23.8%）；城市女性高于农村女性（30.8% vs. 17.7%）；城市男性高于农村男性（19.3% vs. 14.3%）。虽然肺癌预后较差，但如能早期诊断和早期治疗，仍能显著提高生存率。因此，探索我国肺癌筛查的适宜路径，对进一步提高我国肺癌防治水平和改善肺癌预后意义重大。

（二）乳腺癌

国家癌症中心数据显示，2016年女性乳腺癌位居女性肿瘤发病第1位。新发病例30.6万例，占全部女性肿瘤发病的16.73%，发病率为45.37/10万。不同地域间女性乳腺癌发病率存在差异，城市为31.8/10万，农村为23.8/10万。不同地区间女性乳腺癌发病率也存在差异，分别为华北地区34.0/10万，东北34.1/10万，华东27.7/10万，华中28.0/10万，华南34.8/10万，西南18.6/10万，西北21.6/10万。

2016年中国肿瘤登记地区女性乳腺癌位居女性肿瘤死亡第5位，死亡病例7.17万例，占全部女性肿瘤死亡的8.12%，死亡率为10.62/10万。不同地域间女性乳腺癌死亡率存在差异，城市为7.0/10万，农村为5.4/10万。不同地区间女性乳腺癌死亡率也存在差异，分别为华北地区6.4/10万，东北7.5/10万，华东5.6/10万，华中7.5/10万，华南7.6/10万，西南4.8/10万，西北6.7/10万。

2000—2016年，我国女性乳腺癌发病率和死亡率均呈上升趋势，城市和农村女性乳腺癌年龄别发病率和年龄别死亡率特征相似。女性乳腺癌发病率均自20—24岁组开始快速上升，城市地区至60—64岁组达高峰，农村地区至50—54岁组达高峰，随后快速下降；女性乳腺癌死亡率从25—29岁组开始缓慢上升。

我国女性乳腺癌5年相对生存率在近年呈上升趋势。2003—2015年全国17个肿瘤登记地区数据显示，女性乳腺癌5年合计相对生存率从73.1%（95% CI：71.2%~75.0%）增长至82.0%（95% CI：81.0%~83.0%）；城市和农村2012—2015年女性乳腺癌5年相对生存率分别为84.9%和72.9%。

（三）结直肠癌

2016年中国结直肠癌新发病例40.8万例，粗发病率为29.51/10万，其中男性33.68/10万，高于女性（25.13/10万）。2016年中国结直肠癌死亡病例19.56万例，粗死亡率为14.14/10万，其中男性死亡率16.17/10万，高于女性（12.01/10万）。2000—2014年我国结直肠发病率和死亡率均呈上升趋势。

2003—2015年全国17个肿瘤登记地区的数据显示，结直肠癌5年合计相对生存率从47.2%（95% CI：46.1~48.3%）升至56.9%（95% CI：56.2~57.5%），但仍与美国等发达国家存在差距。2009—2015年美国结直肠癌5年生存率为64.0%，其中早期患者5年生存率达90.0%。

（四）食管癌

我国食管癌负担严重，发病率和死亡率均呈性别、年龄和地区差异。根据GLOBOCAN数据估计，2020年我国食管癌新发病例为32.4万例，死亡30.1万例，占全球的53.70%和55.35%。国家癌症中心数据显示，2016年中国食管癌新发病例为25.25万例，死亡19.39万例，分别占全部恶性肿瘤的6.21%和8.03%，食管癌年龄标化发病率和死亡率分别为11.13/10万和8.28/10万，其在40岁前处较低水平，40岁后随年龄增加持续上升，男女发病率均于80~84岁达高峰，男性死亡率在80~84岁达高峰，女性在85岁后达高峰。食管癌发病率和死亡率存在地域差异，2016年，农村食管癌年龄标化发病率（15.0/10万 vs. 8.2/10万）和死亡率（11.0/10万 vs. 6.2/10万）均高于城市。从东、中、西三大经济区域看，食管

第一章　癌症筛查技术概述

007

癌发病率和死亡率也存在较大差异，2015年中国东部地区发病率和死亡率分别为17.2/10万和13.4/10万；中部分别为19.6/10万和14.7/10万；西部分别为16.8/10万和12.9/10万。近年，中国食管癌年龄标化发病率和死亡率均呈下降趋势。

我国食管癌5年相对生存率近年虽有提高，但仍处于较低水平。食管癌预后较差，基于全球60个国家或地区数据显示，食管癌年龄标化5年生存率仅为10.0%~30.0%。我国基于17个肿瘤登记地区数据显示，2003—2015年食管癌5年合计相对生存率从20.9%（95% CI：20.1%~21.6%）增至30.3%（95% CI：29.6%~31.0%）；2012—2015年，男性食管癌5年生存率（27.7%）低于女性（36.7%）；城市食管癌5年生存率（18.1%）低于农村（33.2%），这可能与食管癌筛查项目主要在农村地区开展有关（尤其是2012年以前）。虽然食管癌预后较差，但食管癌早期患者在接受治疗后5年生存率可达95%，因此，探索高效筛查与早诊早治策略对提高食管癌生存率至关重要。

（五）胃癌

据WHO估计，2020年全球胃癌新发病例约108.9万例，占全部恶性肿瘤5.6%，死亡约76.9万例，占恶性肿瘤相关死亡的7.7%。2020年我国胃癌新发病例约47.9万例，占全球胃癌43.9%，死亡约37.4万例，占全球胃癌死亡的48.6%。

国家癌症中心数据显示，2016年我国胃癌新发病例约39.7万例，其中男性27.6万例，女性12.1万例。全国胃癌发病率（粗率）为28.7/10万，男性和女性分别为39.0/10万和17.8/10万。胃癌发病率在40岁前处较低水平，40岁后快速上升，男女发病率均在80岁以上人群中达高峰。农村地区胃癌年龄标化发病率为19.8/10万高于城市（15.5/10万）。从东、中、西三大经济区域看，胃癌发病率也存在较大差异，2015年我国中部胃癌发病率（粗率）最高（33.7/10万），东部次之（29.9/10万），西部略低（23.4/10万）。

2016年我国胃癌死亡病例约28.9万例，其中男性20.0万例，女性8.8万例。全国胃癌死亡率（粗率）为20.9/10万，男性和女性分别为28.3/10万和13.1/10万。胃癌死亡率在40岁前处较低水平，40岁后快速上升，男女死亡率均在80岁以上人群达高峰。农村胃癌年龄标化死亡率（14.3/10万）高于城市（10.6/10万）。从东、中、西三大经济区域看，2015年我国中部胃癌死亡率（粗率）最高（24.2/10万），东部次之（21.2/10万），西部略低（17.6/10万）。

全国17个肿瘤登记地区数据显示，2003—2015年胃癌合计标化5年相对生存率从27.4%（95% CI：26.7%~28.1%）升至35.1%（95% CI：34.5%~35.7%）。2012—2015年男性和女性胃癌标化5年相对生存率分别为35.0%和35.4%，城市和农村分别为36.9%和34.4%，其在近年虽呈上升趋势，但仍显著低于日本（80.1%）和韩国（75.4%）。

（六）肝癌

肝癌居全球恶性肿瘤发病顺位第6位，据GLOBO-CAN估算，2020年全球肝癌发病例数为90.6万例，年龄标化发病率9.5/10万。肝癌预后差，居全球常见恶性肿瘤死因第3位，2020年全球肝癌死亡83.0万例，年龄标化死亡率8.7/10万。

2016年我国肝癌发病为38.9万例，占同期全国恶性肿瘤发病9.6%，男性和女性分别为28.9万例和10.0万例。发病粗率和世标率分别为28.12/10万、17.65/10万；男性世标率（26.65/10万）高于女性（8.5/10万）。不同地区世标率差异大，农村（19.3/10万）高于城市（16.3/10万），南部（26.1/10万）高于北部（12.5/10万）。肝癌平均发病年龄有增加，男性由2000年的58.8岁增至2014年的62.4岁，女性由64.0岁增至69.0岁。2000—2011年我国肝癌发病率平均每年下降1.8%。

2016年中国肝癌死亡数为33.6万例，男性死亡25.0万例，高于女性（8.7万例）。全国肝癌死亡粗率为24.3/10万，世标率为15.1/10万；男性（35.3/10万）大于女性（12.9/10万），经世界人口标化后男性（22.9/10万）仍高于女性（73/10万）。农村（16.6/10万）高于城市（13.9/10万），南部（22.3/10万）高于北部（10.51/10万）。2000—2011年间肝癌标化死亡率平均每年下降2.3%。

2003—2015年，我国肝癌年龄标化5年相对生存率从10.1%增至12.1%，显著低于全国所有肿瘤合计率（40.5%）；2015年肝癌标化5年相对生存率中，男性和女性分别为12.2%和13.1%，城市和农村分别为14.0%和11.2%。

（七）前列腺癌

前列腺癌是我国男性恶性肿瘤负担较重的疾病之

一。中国肿瘤登记数据表明，2016年我国前列腺癌新发病例7.8万，占男性全部恶性肿瘤的3.5%；前列腺癌粗发病率为11.1/10万，位居中国男性肿瘤发病第6位；城市年龄标化发病率为8.2/10万，农村为4.4/10万。全国前列腺癌死亡约3.4万，占恶性肿瘤相关死亡2.2%；粗死亡率为4.8/10万，位居中国男性肿瘤死亡第7位；年龄标化死亡率城市为3.1/10万，农村为2.0/10万。

近年来，我国前列腺癌疾病负担持续增加，发病和死亡见明显上升趋势，并呈现地区差异。2000—2014年，全国22个肿瘤登记处连续监测，发现前列腺癌发病率由4.6/10万升至21.6/10万，年平均变化百分比为11.5%，2000—2011年世标死亡率年变化百分比为5.5%。中国前列腺癌发病率和死亡率城市均高于农村。2000—2014年，我国城市前列腺癌中标发病率年均变化百分比为6.5%，农村为12.7%。经济较发达地区如长三角、珠三角地区和内陆中等城市前列腺癌发病和死亡率较高，且上升趋势明显。

我国前列腺癌年龄标化5年生存率从2003—2005年的53.8%升至2012—2015年的66.4%，年均变化百分比为3.8%，而美国等发达国家前列腺癌总体5年生存率接近100%，差距较大。

三、癌症筛查原则

筛查是指通过一定检查方法从无症状或体征的健康人群中发现可疑癌症患者，随后对其进行早期诊断及早期治疗。筛查是早期发现癌症并进行早诊早治的重要手段。癌症筛查和早诊早治是提高癌症治愈率，降低死亡率的有效途径。

筛查的实施需根据具体条件而定，应选择适宜筛查的癌种和筛查方法并制定适宜的筛查计划。筛查计划需考虑如何选择筛查疾病、目标人群、合理的筛查程序（包括筛查起始年龄、筛查间隔等）、筛查和确诊方法以及有效的干预和随访方案。对开展筛查项目需要考虑以下主要原则。

（1）所筛查癌症发病率和死亡率高，是现阶段重大公共卫生问题，严重危害人民健康和生命。

（2）所筛查癌症发生、发展自然史比较清楚，有足够长的临床前期以及可被识别的疾病标识，对癌前病变及早期癌具有有效诊断方法及治疗方法，早期干预能显著提高患者生存率。

（3）具有准确、简单、经济、安全、有效、合乎伦理、顺应性好的筛查方法，同时应选择与经济发展水平和卫生资源状况相匹配的筛查方法。

（4）对在不同阶段筛查出的癌前病变和早期癌具有行之有效干预方案，确保早期治疗效果，达到提高早期病变和早期癌检出率和治愈率的目的。

（5）以人群为基础的筛查是一种政府行为，需行政主管部门强有力支持。应有相应资源保障以人群为基础的筛查、诊断及治疗。

（6）筛查及早诊早治的开展应符合成本–效益原则，人力及资金的投入产生的效益应符合社会经济发展实际情况，应能促进社会发展，体现健康公平。

综上，针对我国常见癌症（肺癌、乳腺癌、结直肠癌、食管癌、胃癌、肝癌和前列腺癌），本指南基于癌症筛查专家共识、国内外癌症筛查指南规范、大型癌症筛查项目经验，结合最新的癌症筛查相关研究进展，提出适合我国国情的癌症筛查推荐意见，从而推进我国癌症筛查的规范化、均质化和优质化。

第二章

肺癌

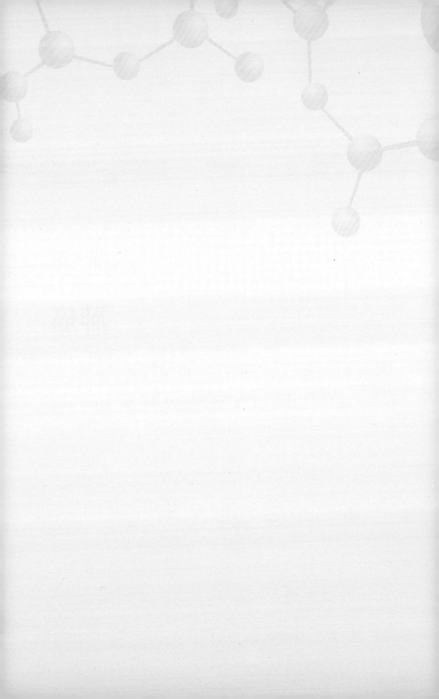

一、危险因素

（一）吸烟是肺癌的危险因素

吸烟会显著增加肺癌发病风险。Ordóñez-Mena 等对 1982—2013 年开展的以欧洲和美国人群为研究对象的 19 项队列研究进行 Meta 分析发现，现在吸烟者肺癌发生风险和死亡风险分别为不吸烟者的 13.1 倍（HR：13.1，95% CI：9.90~17.3）和 11.5 倍（HR：11.5，95% CI：8.21~16.1）；曾经吸烟者肺癌发生风险和死亡风险分别为不吸烟者的 4.06 倍（HR：4.06，95% CI：3.13~5.26）和 4.10 倍（HR：4.10，95% CI：3.14~5.36）。

吸烟与肺癌的剂量反应关系已被流行病学研究证实。Nordlund 等对瑞典 15881 例男性和 25829 例女性随访 26 年，结果显示，吸烟包年数（每日吸烟包数×吸烟年数）小于或等于 5、6~15、16~25 和大于或等于 26 的男性患肺癌风险分别为从不吸烟男性的 1.63 倍（RR：1.63，95% CI：0.61~4.34）、4.39 倍（RR：4.39，95% CI：2.52~7.66）、14.18 倍（RR：14.18，95% CI：8.27~24.33）和 17.92 倍（RR：17.92，95% CI：11.14~28.82）；吸烟包年数小于或等于 5、6~15、16~25 和大于或等于 26 的女性患肺癌风险分别为从不吸烟女性 2.11 倍

（RR：2.11，95% CI：1.17~3.78）、6.28 倍（RR：6.28，95% CI：3.95~9.98）、10.27 倍（RR：10.27，95% CI：5.34~19.77）和 16.45 倍（RR：16.45，95% CI：7.02~38.54）。

（二）二手烟暴露是肺癌危险因素

Sheng 等对 1996—2015 年发表的以中国人群为研究对象的 20 项随机对照试验进行 Meta 分析，结果显示，工作场所二手烟暴露者患肺癌风险为无暴露者的 1.78 倍（OR：1.78，95% CI：1.29~2.44），家庭二手烟暴露者患肺癌风险为无暴露者的 1.53 倍（OR：1.53，95% CI：1.01~2.33）。

（三）慢阻肺（chronic obstructive pulmonary disease，COPD）是肺癌危险因素

COPD 是由慢性炎症引起的气道病变，可导致肺泡破坏，支气管腔狭窄，终末期不可逆性肺功能障碍。Zhang 等对 2017 年前发表的关于 COPD 与肺癌关系的 14 项前瞻性队列研究进行 Meta 分析，结果显示，有 COPD 者患肺癌风险为无 COPD 者的 2.06 倍（RR：2.06，95% CI：1.50~2.85）。

（四）职业暴露（石棉、氡、铍、铬、镉、镍、硅、煤烟和煤烟尘）是肺癌危险因素

（1）石棉：Ngamwong 等对 1977—2012 年发表的关于石棉和吸烟在肺癌风险中协同作用的 10 项病例对照研究进行 Meta 分析，结果表明：接触石棉的不吸烟工人、未接触石棉的吸烟工人、接触石棉的吸烟工人患肺癌风险分别为未接触石棉不吸烟工人的 1.70 倍（OR：1.70，95% CI：1.31~2.21）、5.65 倍（OR：5.65，95% CI：3.38~9.42）和 8.70 倍（OR：8.70，95% CI：5.78~13.10）。

（2）氡：室内空气中氡的来源主要有建筑物地基（土壤和岩石）、建筑材料、生活用水、天然气和煤的燃烧等。Li 等对 28 个关于氡暴露和肺癌研究进行 Meta 分析，结果表明每增加 100 Bq/m^3 氡暴露，暴露者患肺癌风险增加 11.0%（95% CI：5.0%~17.0%）。

（3）铍：铍是一种碱性稀有金属，广泛用于航天、通讯、电子及核工业等方面。铍和铍化合物已被美国国家毒物学办公室列为已知人类致癌物。

（4）铬：Deng 等对 1985—2016 年发表的六价铬与肺癌关系的 44 项报告标化死亡比（standardized mortality ratio，SMR）和10项报告标化发病比（standardized incidence ratios，SIR）的队列研究进行Meta分析，结果显示，六价铬可增加28%的肺癌发病风险和31%的肺癌死亡风险（SIR：1.28，95% CI：1.20~1.37；SMR：1.31，95% CI：1.17~1.47）。

（5）镉：Chen等对2000—2015年发表的关于镉暴露与肺癌关系的3项病例对照研究进行Meta分析，结果显示，接触镉者患肺癌风险是未接触者的1.21倍（OR：1.21，95% CI：1.01~1.46）。

（6）镍：镍是天然存在于地壳中的金属元素。国际癌症研究中心（International Agency for Research on Cancer，IARC）于1987年将镍确认为Ⅰ类致癌物。

（7）二氧化硅：Poinen-Rughooputh等对1982—2016年发表的职业接触硅尘与肺癌关系的63项报告SMR和19项报告SIR研究进行Meta分析，结果表明，矽肺患者中肺癌SIR远高于非矽肺者，分别为2.49（95% CI：1.87~3.33）和1.18（95% CI：0.86~1.62）；矽肺患者中肺癌SMR远高于非矽肺者，分别为2.32（95% CI：1.91~2.81）和1.78（95% CI：1.07~2.96）。

（8）煤烟和煤烟尘：Zhao等对中国人群研究的Meta

分析显示，室内煤烟暴露可使肺癌风险增加1.42倍（OR：2.42，95% CI：1.62~3.63），使女性肺癌风险增加1.52倍（OR：2.52，95% CI：1.94~3.28）。

（五）一级亲属（first degree relative，FDR）肺癌家族史是肺癌的危险因素

Cannon-Albright等通过基于人群谱系资源的研究结果显示，FDR患肺癌会增加个体发生肺癌风险，大于等于1个FDR和大于等于3个FDR患肺癌个体风险分别为无FDR患肺癌个体的2.57倍（RR：2.57，95% CI：2.39~2.76）和4.24倍（RR：4.24，95% CI：1.56~9.23）。

二、筛查关键结局指标

（一）肺癌筛查检出的结节分类

按密度可将肺癌筛查检出的结节分为实性结节、部分实性结节和非实性结节（纯磨玻璃密度）。实性结节指病灶完全掩盖肺实质的结节，部分实性结节指病灶遮盖部分肺实质的结节，非实性结节指病灶未遮盖肺实质，支气管和血管可辨认的结节。

（二）肺癌的组织学分型

肺癌的组织学分型包括腺癌、鳞状细胞癌、神经内分泌癌、大细胞癌和腺鳞癌等。根据2015年版WHO肺

肿瘤组织学分型标准，肺癌包括腺癌、鳞状细胞癌、神经内分泌癌、大细胞癌和腺鳞癌等。腺癌包括贴壁状腺癌、腺泡样腺癌、乳头状腺癌、微乳头状腺癌、实性腺癌、浸润性黏液腺癌和肠型腺癌等亚型。鳞状细胞癌包括角化型鳞状细胞癌、非角化型鳞状细胞癌和基底细胞样鳞状细胞癌3种浸润癌亚型。神经内分泌癌包括类癌、不典型类癌、小细胞癌和大细胞神经内分泌癌。大细胞癌是未分化型非小细胞癌，缺乏小细胞癌、腺癌及鳞状细胞癌的细胞形态、组织结构和免疫组化等特点。腺鳞癌指含有腺癌及鳞状细胞癌两种成分，每种成分至少占肿瘤的10%。

三、人群风险分层

（一）肺癌高风险人群定义

建议对肺癌高风险人群进行肺癌筛查。肺癌高风险人群应符合以下条件之一。

（1）吸烟：吸烟包年数大于等于30包年，包括曾经吸烟大于等于30包年，但戒烟不足15年。

（2）被动吸烟：与吸烟者共同生活或同室工作大于等于20年。

（3）患有COPD。

（4）有职业暴露史（石棉、氡、铍、铬、镉、镍、硅、煤烟和煤烟尘）至少1年。

（5）有FDR确诊肺癌。

注1：吸烟包年数=每天吸烟的包数（每包20支）×吸烟年数

注2：FDR指父母、子女及兄弟姐妹

（二）对肺癌高风险人群的判定

除现在的分类标准，建议采用以中国人群数据为基础而建立风险预测模型，进行肺癌风险评分，提高肺癌筛查人群范围的准确性。

四、筛查方案

（一）筛查年龄

建议在50~74岁人群中开展肺癌筛查。2011年全国肿瘤登记数据显示，肺癌年龄别发病率逐渐上升，45~49岁男性仅为男性全年龄组平均水平的50%，但在50岁后显著增加，50~54岁、55~59岁、60~64岁、65~69岁、70~74岁分别是45~49岁年龄段的1.9倍、3.7倍、5.7倍、7.7倍和11.0倍。全人群中，50~54岁、55~59岁、60~64岁、65~69岁、70~74岁分别是45~49岁年龄段的1.8倍、3.3倍、5.0倍、6.8倍和9.6倍。考虑到老年人的身体状况、预期寿命及其他合并症的情况，很难对75岁及以上老年人参加肺癌筛查的获益和危害进行权衡。同时，将筛查年龄延后也可能导致更高成本。因此，本指南推荐把74岁作为群体性肺癌筛查上限。对75岁及以上老年人可考虑机会性筛查。

（二）筛查技术和流程

（1）类癌目前在全球发表的肺癌筛查指南或共识中，均推荐采用LDCT作为筛查手段。LDCT能明显增加肺癌（尤其是Ⅰ期肺癌）检出率，同时降低肺癌相关死亡率。NCCN于2020年发布的肺癌筛查指南明确指出，不推荐胸部X线检查用于肺癌筛查。Manser等对2012年前的肺癌筛查研究进行Meta分析（8项随机对照研究和1项对照试验），结果显示，每年进行胸部X光检查和无检查相比，肺癌死亡率并无降低（RR：0.99，95% CI：0.91~1.07），常行胸部X线检查与不经常检查相比，肺癌死亡率相对增加（RR：1.11，95% CI：1.00~1.23）。因此，本指南不推荐采取胸部X线检查进行肺癌筛查。

（2）建议肺癌筛查流程参考图1，主要包括知情同意、问卷调查、风险评估、对肺癌高危人群进行LDCT筛查和结果管理。

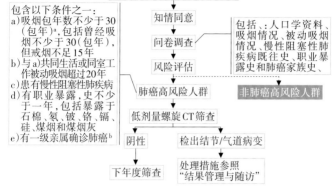

注：a 吸烟包年数=每天吸烟的包数（每包20支）×吸烟年数；b 一级亲属指父母、子女及兄弟姐妹（同父母）

图1 肺癌筛查流程

所有参加筛查者在自愿原则下签署知情同意书。内容至少包括：筛查目的、意义、过程、参加筛查可能获得的益处和风险、筛查费用、保密原则和自愿原则、签字及日期。筛查工作由多学科人员共同合作完成，包括流行病学、影像科、呼吸科、胸外科、肿瘤科、检验科和病理科等相关学科医师及工作人员。

（3）LDCT筛查和报告要求：有条件医疗机构建议使用16排及以上多排螺旋CT。操作时，患者仰卧，双手上举，采取吸气末单次屏气扫描；扫描范围应为肺尖至后肋膈角尖端水平（包括全肺和两侧胸壁，女性受检者还需包括全乳腺）；螺旋扫描模式，螺距设定小于等于1，机架旋转时间小于等于0.8 s，建议选用设备的最短扫描时间。建议扫描矩阵设定不低于512×512；无迭代重建技术的建议使用120 kVp、30~50 mAs的扫描参数，有新一代迭代重建技术者建议使用100~120 kVp、小于30 mAs作为扫描参数；建议采用肺算法和标准算法、或仅用标准算法进行重建，建议重建层厚在1.00~1.25 mm之间。若重建层厚小于等于0.625 mm，建议无间隔重建，若重建层厚介于1.00~1.25 mm之间，建议重建间隔不大于层厚80%。扫描时宜开启"dose report（剂量报告）"功能。

建议使用DICOM格式，在工作站或PACS进行阅片，建议使用专业显示器；采用窗宽1500~1600 HU、窗位-650~-600 HU肺窗及窗宽350~380 HU、窗位25~40 HU的纵隔窗分别阅片；建议采用多平面重组（multiple planar reconstruction，MPR）及最大密度投影阅片，横断面和MPR冠状面、矢状面多方位显示肺结节形态学特征。

（4）结节分析与记录要求：在对结节进行分析与记录时，建议使用平均直径，测量结节实性部分最大长径和垂直于最大长径的最长短径（最大短径）之和除以2；建议标注结节所在序列和图层编号，完整报告肺结节部位、密度、大小、形态等，并给出随诊建议（包括具体随诊时间间隔）；建议随诊CT在同一显示方位（横断面或冠状面或矢状面）比较结节变化；建议同时测量结节体积以计算结节倍增时间；建议同时记录其他异常，例如肺气肿、肺纤维化等肺部其他疾病，冠状动脉钙化以及扫描范围内其他异常发现。建议部分实性结节实性成分测量方法可选用平均直径法和体积测量（在容积再现图像重组中，选定CT阈值范围进行实性成分分离，利用容积测定软件测量体积）。

（三）筛查质量控制

1. LDCT扫描

（1）扫描前训练筛查对象屏气。

（2）将所有图像用DICOM格式存入PACS。

2. LDCT筛查结果

（1）每例筛查报告由主治及以上职称的影像科医师出具。

（2）疑似肺癌或"恶性病变"、检出的肺内结节不小于15.0 mm或气道病变须行支气管镜检以及需要进一步行穿刺活检等检查的病例，至少有一名副高或正高职称的影像科医师参与。

（3）需进行有创性诊断（如支气管镜、经皮肺穿刺活检术等）及开胸手术时，由二位以上副高或正高职称的影像科医师对图像进行讨论，并提请多学科专家组对病例进行讨论。

（4）定期由一名副高或正高职称的影像科医师对疑似肺癌或"恶性病变"、检出的肺内结节不小于15.0 mm或气道病变须行支气管镜检的病例进行100%复阅，对其他病例采取1%随机抽检。

五、结果管理与随访

（一）对基线筛查检出的结节进行管理和随访

建议基线筛查结果的管理和随访符合下列规定（参见图2）。

（1）无肺内非钙化结节检出（阴性），建议进入下年度筛查。

（2）检出的非实性结节平均直径小于8.0 mm，或者实性结节/部分实性结节的实性成分平均直径小于6.0 mm，建议进入下年度筛查。

（3）检出的实性结节或者部分实性结节的实性成分

平均直径大于等于6.0 mm且小于15.0 mm，或者非实性结节平均直径大于或等于8.0 mm且小于15.0 mm，建议3个月后再复查；对其中的实性结节或者部分实性结节，如影像科医师认为具有明确恶性特征，建议进行多学科会诊，根据会诊意见决定是否行临床干预。3个月复查时如果结节增大，建议进行多学科会诊，根据会诊意见决定是否行临床干预；如果结节无变化，建议进入下年度筛查。

（4）检出的实性结节、部分实性结节的实性成分或者非实性结节平均直径大于或等于15.0 mm，建议选择以下2种方案：①抗感染治疗后1个月或非抗感染治疗1个月后再复查。复查时：a）如果结节完全吸收，建议进入下年度筛查；b）如果结节部分吸收，建议3个月后再复查：复查时如果结节部分吸收后未再增大，建议进入下年度筛查；如果结节部分吸收后又增大，建议进行多学科会诊，根据会诊意见决定是否行临床干预；c）如果结节未缩小，建议进行多学科会诊，根据会诊意见决定是否行临床干预或3~6个月再复查。②实性和部分实性结节进行活检或正电子发射计算机断层扫描（posi-tron emission tomography/computed tomography，PET-CT）

检查。如果阳性，建议进行多学科会诊，根据会诊意见决定是否行临床干预；如果阴性或不确定性质，建议3个月后再复查；复查时如果结节不变或增大，建议进行多学科会诊，根据会诊意见决定是否行临床干预；如果结节缩小，建议进入下年度筛查。

（5）可疑气道病变，例如管腔闭塞、管腔狭窄、管壁不规则、管壁增厚；与支气管关系密切的肺门异常软组织影；可疑阻塞性炎症、肺不张及支气管黏液栓等，建议进行痰细胞学或纤维支气管镜检查。如果阳性，建议进行多学科会诊，根据会诊意见决定是否行临床干预；如果阴性，建议进入下年度筛查。

（二）对年度筛查检出的结节进行管理和随访

建议年度筛查结果的管理和随访符合下列规定（参见图3）。

（1）无肺内非钙化结节检出（阴性）或结节未增长，建议进入下年度筛查。

（2）原有结节增大或实性成分增多，建议考虑临床干预。

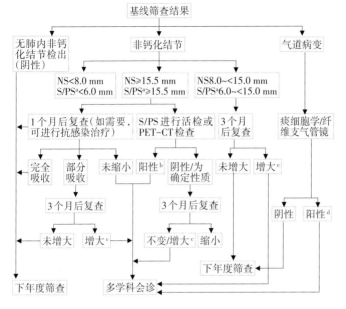

注1：非实性结节指纯磨玻璃密度结节

注2：结节增大指径线增大大于或等于2.0 mm

注3：PET-CT检查阳性指代谢增高，放射性摄取高于肺本底

注4：痰细胞学阳性指痰液中发现恶性或者可疑恶性肿瘤细胞

注5：纤维支气管镜检查阳性指支气管镜下见新生物、黏膜异常或取样结果怀疑或提示肿瘤

S：实性结节；PS：部分实性结节；NS：非实性结节（纯磨玻璃密度结节）；

a实性结节或者部分实性结节的实性成分；b阳性指代谢增高（放射性摄取高于肺本底）；c结节增大指径线增大大于或等于2.0 mm；d痰细胞学阳性指痰液中发现恶性或者可疑恶性肿瘤细胞，纤维支气管镜检查阳性指支气管镜下见新生物、黏膜异常或取样结果怀疑或提示肿瘤

图2 基线筛查结果管理及随访

（3）新发现气道病变，建议进行痰细胞学或纤维支气管镜检查。如阳性，建议进行多学科会诊，根据会诊意见决定是否行临床干预；如阴性，建议进入下年度筛查。

（4）发现新的非钙化结节，且结节平均直径大于3.0 mm，建议3个月后复查（如需要，可先进行抗炎治疗）：①结节完全吸收，建议进入下年度筛查；②结节部分吸收，建议6个月后复查。复查时如结节部分吸收后未再增大，建议进入下年度筛查；如结节部分吸收后又增大，建议考虑临床干预；③如结节增大，建议临床干预。

（5）发现新的非钙化结节，且结节平均直径小于等于3.0 mm，建议6个月后复查：结节未增大，建议进入下年度筛查；结节增大，建议考虑临床干预。

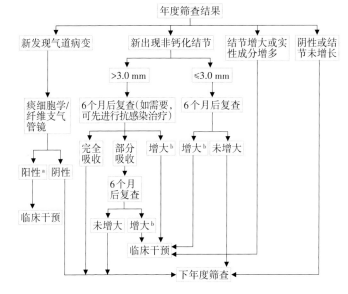

注：ᵃ痰细胞学阳性指痰液中发现可疑恶性肿瘤细胞，纤维支气管镜检查阳性指支气管镜下见新生物、黏膜异常或取样结果怀疑或提示肿瘤；ᵇ结节增大指径线增大大于或等于2.0 mm

图3　年度筛查结果管理及随访

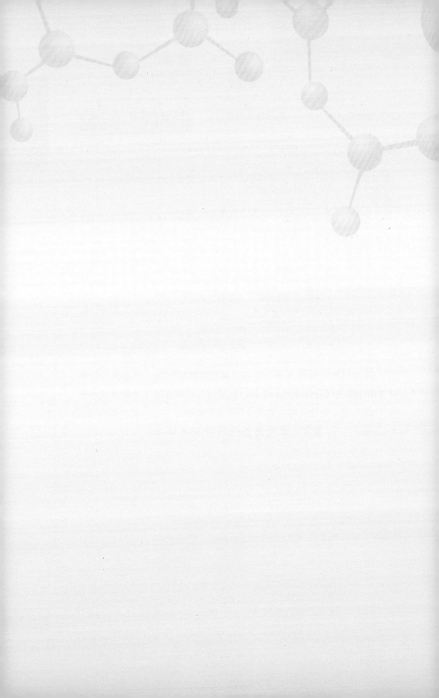

第三章

乳腺癌

一、危险因素和保护因素

乳腺癌病因十分复杂，是遗传因素、生活方式和环境暴露等多因素及其相互作用的结果，见表1。固有因素包括性别、年龄、遗传等，可变因素包括生殖、激素使用、生活方式、环境等。乳腺癌是女性特有疾病，随年龄增大风险增加；乳腺癌家族史和携带乳腺癌易感基因遗传突变可增加乳腺癌风险，*BRCA1/2*是最常见突变形式；生殖因素导致内源性卵巢激素失衡可潜在诱导乳腺致癌过程，包括初潮年龄早、绝经年龄晚、晚育、少胎、流产等，但母乳喂养可预防乳腺癌；摄入外源性激素，如口服避孕药、更年期激素疗法也可破坏激素平衡；此外乳腺高致密度、部分良性乳腺疾病、绝经前瘦、绝经后胖、吸烟、饮酒、不良饮食模式、体力活动少、空气污染、胸部放疗等都与总体乳腺癌发病风险增加有关；而单侧或双侧乳房切除术可显著降低有乳腺癌家族史和携带*BRCA1/2*突变女性的发病风险。

表1　乳腺癌的危险因素和保护因素

危险因素	保护因素
女性、老年	早育与多胎
携带*BRCA1/2*等遗传突变	母乳喂养

危险因素	保护因素
乳腺癌家族史	积极生活方式：健康饮食、适当的体力活动
初潮年龄过早	乳房切除术
绝经年龄过晚	—
晚育与流产	—
外源性激素：口服避孕药、更年期激素疗法	—
高密度的乳腺组织	—
部分良性乳腺疾病	—
肥胖和超重	—
不良生活方式：吸烟、饮酒、不健康饮食	—
空气污染	—
胸部放射治疗	—

二、筛查关键结局指标

乳腺癌筛查关键结局可分为乳腺癌前病变和乳腺癌。

（一）乳腺癌前病变

参考WHO乳腺肿瘤分类标准（2019年版）、中国女性乳腺癌筛查指南等多部国内外指南和专家共识。乳腺癌前病变包括小叶肿瘤（不典型小叶增生）、柱状细胞病变（扁平上皮不典型增生）和导管上皮不典型增生。

（二）乳腺癌

乳腺癌组织学分型推荐采用WHO乳腺肿瘤分类标准（2019年版）。可分为以下类型。

（1）非浸润性癌：导管原位癌、小叶原位癌。

（2）浸润性癌：浸润性癌非特殊型（no special type，NST）、浸润性小叶癌、小管癌、黏液癌等。

乳腺癌解剖学分期包括传统TNM解剖学分期和预后分期。其中TNM解剖学分期包括肿瘤大小和累及范围（皮肤和胸壁受累情况）、淋巴结转移和远处转移情况，分为0期、Ⅰ期、Ⅱ期、Ⅲ期、Ⅳ期。

三、人群风险分层

（一）一般风险人群定义

乳腺癌一般风险女性指除乳腺癌高风险人群外的所有适龄女性。

（二）高风险人群定义

符合下列1、2和3任意条件的女性为乳腺癌高风险人群。

1.有遗传家族史，即具备以下任意一项者

（1）一级亲属有乳腺癌或卵巢癌史。

（2）二级亲属50岁前，患乳腺癌2人及以上。

（3）二级亲属50岁前，患卵巢癌2人及以上。

（4）至少1位一级亲属携带已知*BRCA1/2*基因致病性遗传突变；或自身携带*BRCA1/2*基因致病性遗传突变。

2.具备以下任意一项者

（1）月经初潮年龄小于等于12岁。

（2）绝经年龄大于等于55岁。

（3）有乳腺活检史或乳腺良性疾病手术史，或病理证实的乳腺（小叶或导管）不典型增生病史。

（4）使用"雌孕激素联合"的激素替代治疗不少于半年。

（5）45岁后乳腺X线检查示乳腺实质（或乳房密度）类型为不均匀致密型或致密型。

3.具备以下任意两项者

（1）无哺乳史或哺乳时间小于4个月。

（2）无活产史（含从未生育、流产、死胎）或初次活产年龄大于或等于30岁。

（3）仅使用"雌激素"的激素替代治疗不少于半年。

（4）流产（含自然流产和人工流产）大于或等

于2次。

注：一级亲属指母亲、女儿以及姐妹；二级亲属指姑、姨、祖母和外祖母。

四、筛查方案

乳腺癌筛查是通过有效、简便、经济的乳腺检查措施，对无症状女性开展筛查，以期早发现、早诊断及早治疗。最终目的是降低人群乳腺癌死亡率。筛查分为机会性筛查（opportunistic screening）和群体筛查（mass screening）。机会性筛查是指医疗保健机构为因各种情况自来就诊的适龄女性进行乳腺筛查，或女性个体主动或自愿到提供乳腺筛查服务的医疗保健机构进行检查；群体筛查是指社区或单位实体借助医疗保健机构的设备、技术和人员有组织地为适龄女性提供乳腺筛查服务。

（一）筛查年龄

（1）对一般风险人群，推荐从45岁开始进行乳腺癌筛查。

（2）对高风险人群，推荐从40岁开始进行乳腺癌筛查。

根据我国国家癌症中心肿瘤登记数据，2015年，我国女性45岁起乳腺癌发病率呈上升趋势且维持在较高水平，比西方女性乳腺癌高发年龄提前。出现45~55岁特定发病高峰，有学者认为是出生队列效应影响。中国和日本等多数国家出生队列研究中普遍存在月经和生育模式变化，加之其他生活方式和环境因素影响，这一效应使乳腺癌发病风险因素在年龄较轻女性中凸显。

该指南制定过程中综合考虑我国女性乳腺癌发病年龄流行病学特征、相关危险因素和卫生经济学现况，推荐一般风险人群从45岁开始进行乳腺癌常规筛查，高风险人群筛查起始年龄提前至40岁。

（二）乳腺癌筛查频次

（1）对一般风险人群，推荐每1~2年进行1次乳腺癌筛查。

（2）对高风险人群，推荐每年进行1次乳腺癌筛查。

（三）筛查技术和流程

1.单独使用乳腺X线摄影筛查

（1）对一般风险人群，推荐单独使用乳腺X线摄影进行筛查。

（2）对高风险人群，不推荐单独使用乳腺X线摄影进行筛查。

一项纳入6个前瞻性筛查试验的个体病例数据（individual patient data，IPD）Meta 分析，对乳腺 X 线摄影在具有乳腺癌家族史高危人群中的筛查诊断准确性进行了评价。结果显示，在高危人群，乳腺 X 线摄影筛查灵敏度为 55.00%（95% CI：48.00%~62.00%），特异度为 94.00%（95% CI：92.70%~95.30%）。

2.单独使用乳腺超声筛查效果

（1）对一般风险人群，推荐单独使用乳腺超声进行筛查。

（2）对高风险人群，不推荐单独使用乳腺超声进行筛查。

3. 乳腺 X 线摄影联合乳腺超声筛查效果

（1）对致密型乳腺的一般风险人群，推荐使用乳腺 X 线摄影联合乳腺超声进行筛查。

（2）对高风险人群，推荐使用乳腺 X 线摄影联合乳腺超声进行筛查。

超声联合乳腺 X 线摄影无论在致密型乳腺人群还是高危人群中均有较好诊断准确性，综合考虑卫生经济学和筛查实际情况，推荐高风险人群和致密型乳腺人群使用乳腺 X 线摄影联合乳腺超声进行乳腺癌筛查，一般风险人群在经济能力较好地区可考虑使用乳腺 X 线摄影联合乳腺超声进行乳腺癌筛查。

4. 单独使用乳腺MR筛查效果

（1）对一般风险人群，不推荐使用乳腺MR筛查为常规筛查。

（2）对*BRCA1/2*基因突变携带者，可考虑使用乳腺MR筛查，但不推荐作为筛查的首选方法。

以活检或随访作为金标准，对MR筛查乳腺癌的诊断准确性进行评价后发现，目前乳腺MR检查敏感度和特异度在所有单独筛查措施中较高，但综合考虑MR检查费用、检查时长和设备普及率等原因，并不将乳腺MR作为乳腺癌人群筛查的首要推荐。对于*BRCA1/2*基因突变携带者，可结合筛查地区经济能力考虑使用乳腺MR进行筛查。

（四）筛查组织

建议乳腺癌筛查的流程参考图4。主要包括签署知情同意书、问卷调查、风险评估、根据风险水平选择筛查技术和筛查频率、筛查结果管理及随访。建议所有参加筛查者在自愿原则下签署知情同意书。内容至少包括：筛查目的、意义、过程、参加筛查可能获得的益处和风险、筛查费用、保密原则和自愿原则、签字及日期。

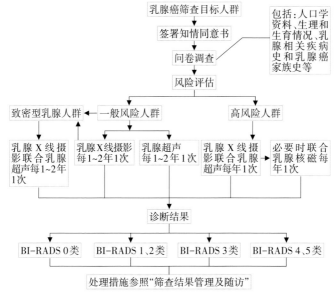

图4 乳腺癌筛查流程图

五、筛查结果管理及随访

可参考影像诊断结果进行记录、分析。

1.对 BI-RADS 1 类和 BI-RADS 2 类

无须特殊处理。

2.对 BI-RADS 3 类

乳腺 X 线摄影评估为 3 类病灶，建议在此后 6 个月时对病灶侧乳腺进行乳腺 X 线摄影复查，第 12 个月与 24 个月时对双侧乳腺进行乳腺 X 线摄影复查。如病灶保持稳定，则可继续随诊；2~3年随访无变化者可降为BI-RADS 2类，如随诊过程中病灶消失或缩小，可直接评估为BI-RADS 2类或BI-RADS 1类。若随诊过程中病灶有可疑发现，应考虑活检。超声评估为BI-RADS 3类病灶，建议3~6个月时行超声随访复查，2年随访无变化可降为BI-RADS 2类。

3.对BI-RADS 4a类

可进一步影像检查，必要时活检。

4.对BI-RADS 4b类

可进一步影像检查，可进行活检。

5.对BI-RADS 4c类和BI-RADS 5类

可进行活检。

6.对单项影像学检查（乳腺X线摄影或超声）评估为BI-RADS 0类

建议加做其他影像学检查进行联合诊断。例如：致密性乳腺女性的乳腺X线摄影检查结果，当发现不确定病灶时，归为BI-RADS 0类时，有必要补充乳腺超声检查。

第四章

结直肠癌

一、危险因素和保护因素

（一）危险因素

1. 结直肠癌家族史

结直肠癌家族史与结直肠癌发病风险增高有关。一级亲属患结直肠癌人群，发病风险是普通人群的1.76倍（RR：1.76，95% CI：1.57~1.97），此效应随患病亲属数目增加而增强。

2. 炎症性肠病

炎症性肠病包括溃疡性结肠炎和克罗恩病，与结直肠癌发病风险增高有关。炎症性肠病结直肠癌发病风险是一般人群的1.7倍（95% CI：1.2~2.2）。

3. 红肉和加工肉类摄入

红肉和加工肉类摄入与结直肠癌发病风险增高有关。世界癌症研究基金会和美国癌症研究所于2018年发布第三版《饮食、营养、身体活动与癌症预防全球报告》（以下简称"2018年 WCRF/AICR 报告"），指出红肉和加工肉类摄入与结直肠癌发病存在剂量反应关系，其中加工肉类每日摄入量每增加50 g，红肉每日摄入量每增加100 g，结直肠癌发病风险分别增加16%（RR：1.16，95% CI：1.08~1.26）和12%（RR：1.12，95%

CI：1.00~1.25）。

4. 糖尿病

糖尿病患者结直肠癌发病风险增高。糖尿病患者结肠癌和直肠癌发病风险分别是健康人群的 1.38 倍（RR：1.38，95% CI：1.26~1.51）和 1.20 倍（RR：1.20，95% CI：1.09~1.31）。此外，糖尿病前期亦会增加结直肠癌发病风险（RR：1.15，95% CI：1.06~1.23）。

5. 肥胖

肥胖者结直肠癌发病风险增高。2018 年 WCRF/AICR 报告指出体质指数（Body Mass Index，BMI）每增加 5 kg/m²，结直肠癌发病风险增加 5%（RR：1.05，95% CI：1.03~1.07）；腰围每增加 10 cm，结直肠癌发病风险增加 2%（RR：1.02，95% CI：1.01~1.03）。

6. 吸烟

吸烟者结直肠癌发病风险增高。与不吸烟者相比，吸烟者结直肠癌发病风险 RR 为 1.18（95% CI：1.11~1.25）。且该效应呈剂量反应关系，吸烟量每增加 10 支/天，结直肠癌发病风险升高 7.8%（RR：1.08，95% CI：5.7%~10.0%）。

7. 大量饮酒

大量饮酒可能是结直肠癌危险因素。与偶尔饮酒或不饮酒相比，少量饮酒（每天少于28 g）不会增加结直肠癌风险，大量饮酒（每天大于36 g）者的结直肠癌发病风险比值比（odds ratio，OR）为1.25（95% CI：1.11~1.40）。2018年WCRF/AICR报告显示日饮酒量每增加10 g，结直肠癌发病风险增加7%（RR：1.07，95% CI：1.05~1.08）。

（二）保护因素

1. 阿司匹林

现有研究支持阿司匹林可降低结直肠癌发病风险。服用阿司匹林可降低26%结直肠癌发病风险（HR：0.74，95% CI：0.56~0.97），但在10年后才开始显现预防结果，且其预防效果随服用剂量增加而增强。但考虑阿司匹林服用会导致胃肠道出血等并发症风险，对阿司匹林在结直肠癌一级预防中的应用仍需在专业医师指导下进行。

2. 膳食纤维、全谷物、乳制品的摄入

现有研究证据表明膳食纤维、全谷物、乳制品的摄入可降低结直肠癌发病风险。WCRF/AICR 2018年报告

指出，每日膳食纤维摄入量每增加 10 g，结直肠癌发病风险降低 9%（RR：0.91，95% CI：0.88~0.94）；乳制品每日摄入量每增加 400 g，结直肠癌发病风险降低 13%（RR：0.87，95% CI：0.83~0.90）。

3.合理体育锻炼

合理体育锻炼可降低结直肠癌发病风险。2018 年 WCRF/AICR 报告显示，与总体力活动水平较低组相比，较高组的结直肠癌（RR：0.81，95% CI：0.69~0.95）与结肠癌（RR：0.80，95% CI：0.72~0.88）发病风险降低。

二、筛查关键结局指标

（一）筛查相关结直肠癌病变病理分型和病理分期

参考 WHO 消化系统肿瘤分类（2019 年版），结直肠癌组织学分型包括：①腺癌，非特殊型；②特殊类型，锯齿状腺癌、腺瘤样腺癌、微乳头状腺癌、黏液腺癌、印戒细胞癌、髓样癌、腺鳞癌、未分化癌；非特殊型，癌伴有肉瘤样成分。结直肠癌病理分期分为 0 期、Ⅰ期、Ⅱ期、Ⅲ期和Ⅳ期。

（二）结直肠癌早期癌和癌前病变定义

结直肠早期癌指癌细胞局限于黏膜固有层以内或穿

透结直肠黏膜肌层浸润至黏膜下层，但未累及固有肌层。结直肠癌前病变包括腺瘤性息肉、锯齿状息肉及息肉病（腺瘤性息肉病以及非腺瘤性息肉病）。

三、人群风险分层

（一）遗传性结直肠癌高风险人群

遗传性结直肠癌高风险人群包括：①非息肉病性结直肠癌，包括LS和家族性结直肠癌X型林奇样综合征；②息肉病性结直肠癌综合征，包括FAP、MUTYH基因相关息肉病、Peutz-Jeghers综合征、幼年性息肉综合征（juvenile polyposis syndrome）、锯齿状息肉病综合征（serrated polyposis syndrome）等。

（二）散发性结直肠癌高风险人群

散发性高风险人群定义应综合个体年龄、性别、体质指数等基本信息，结直肠癌家族史、肠息肉等疾病史，以及吸烟、饮酒等多种危险因素综合判定。为提高风险预测效能，可结合粪便潜血试验和其他实验室检查结果，并结合筛查人群实际情况，考虑纳入风险等级较高的其他因素，以最终确定结直肠癌高危人群判定标准。具备以下任一个条件者，通常可被定义为"散发性结直肠癌高风险人群"。

（1）一级亲属具有非遗传性结直肠癌病史。

（2）本人具有肠道腺瘤史。

（3）本人患有8~10年长期不愈的炎症性肠病。

（4）粪便潜血试验阳性。

（三）一般风险人群

一般风险人群为不符合上述遗传性和散发性结直肠癌高风险人群中所列标准的人群。

四、筛查方案

（一）筛查年龄

1. 一般人群筛查起止年龄推荐

推荐一般人群40岁起接受结直肠癌风险评估，推荐评估结果为高风险人群在40~75岁起接受结直肠癌筛查。如1个及以上一级亲属罹患结直肠癌，推荐接受结直肠癌筛查起始年龄为40岁或比一级亲属中最年轻患者提前10岁。

2. 遗传性结直肠癌高危人群筛查起止年龄推荐

（1）MLH1/MSH2突变所致的林奇综合征的高危人群接受结肠镜筛查的起始年龄为20~25岁或比家族中最年轻患者发病年龄提前2~5年。

（2）MSH6/PMS2突变引起的林奇综合征的高危人群

接受结肠镜筛查的起始年龄为30~35岁或比家族中最年轻患者发病年龄提前2~5年。

（3）家族性结直肠癌X型林奇样综合征的高危人群接受结肠镜筛查的起始年龄比家族中最年轻患者发病年龄前5~10年。

（4）典型FAP家系中的高危人群从10~11岁开始接受结肠镜筛查，每1~2年做1次结肠镜，并且持续终生。

（5）轻型FAP家系高危人群应从18~20岁开始，每2年1次结肠镜，且持续终生。

（6）MUTYH基因相关息肉病高危人群接受结肠镜筛查起始年龄为40岁或比一级亲属患结直肠癌的诊断年龄提前10岁。

（7）遗传性色素沉着消化道息肉病综合征（Peutz-Jeghers综合征）高危人群从18~20岁开始接受结肠镜筛查。

（8）幼年性息肉综合征高危人群从15岁开始接受结肠镜筛查。

（9）锯齿状息肉病综合征高危人群接受结肠镜筛查起始年龄为40岁或比一级亲属患结直肠癌的诊断年龄提前10岁。

（二）筛查技术和流程

1.筛查技术与间隔

对结直肠癌筛查目标人群，可采用以下方法进行结直肠癌的筛查和早期诊断。

（1）结肠镜：结肠镜是结直肠癌筛查金标准。筛检结果无异常者应每5~10年进行一次高质量结肠镜检查。

（2）免疫法粪便潜血检测（fecal immunochemical test，FIT）：FIT适用于结直肠癌筛查，对结直肠癌诊断灵敏度较高，但对癌前病变灵敏度有限。FIT阳性者应接受结肠镜检查进一步明确诊断，FIT阴性者应每年进行一次检查以最大化发挥筛查效果。

（3）乙状结肠镜：乙状结肠镜对远端结直肠癌的灵敏度、特异度均较高。在有条件地区可开展基于乙状结肠镜的筛查和早期诊断工作。筛检结果无异常者应每3~5年进行一次乙状结肠镜检查。

（4）结肠CT成像：结肠CT成像对结直肠癌和癌前病变具有一定的筛检能力，但在人群筛查中仍有一些局限性，包括需严格肠道准备、检查设备和专业技术人员有限、放射线辐射风险等。因此，结肠CT成像暂不适于大规模人群筛查，仅适于无法完成结肠镜检查受检人群，或作为临床辅助诊断手段。筛检无异常者应每3~5年进行一次结肠CT检查。

（5）多靶点粪便FIT-DNA检测：多靶点粪便FIT-DNA是通过实验室技术检测粪便脱落细胞中DNA突变并联合FIT形成个体综合风险评分。对于综合评分超过预设阈值的受检者定义为高风险人群，需行结肠镜检查。已发表研究证据表明其对结直肠癌和癌前病变具有一定筛检能力。然而多靶点FIT-DNA检测成本较高，且需中心实验室检测，在大规模人群结直肠癌筛查中应用尚不成熟。目前多靶点粪便FIT-DNA检测应用于倾向于非侵入性筛检技术且有检测条件受检者使用，筛检无异常者应每3年进行一次多靶点粪便FIT-DNA检测。

2.筛查流程

基于中国国情、综合考虑临床指南及共识意见、居民依从性和健康体检机构开展的可行性，对筛查目标人群先采用无创检测筛查，如大便隐血试验、粪便多靶点FIT-DNA检测等，阳性者行高质量结肠镜检查。结肠镜是结直肠癌筛查金标准，有条件机构针对高风险个体或遗传性结直肠癌高危人群可直接采用全结肠镜筛查。非目标人群（低风险和中等风险人群），风险相对较低，

筛查技术

第四章　结直肠癌

057

建议采取多轮无创筛查和定期随访策略，可优化资源配置，提高筛查效率。

结直肠癌筛查流程主要包括知情同意书签署、问卷调查、风险评估、筛查技术选择和结果管理与随访。参加结直肠筛查人员应在自愿原则上签署知情同意书。签署知情同意之前应对拟筛查者进行宣讲，说明筛查相关情况及解答筛查者相关问题。知情同意书应包括肺癌筛查目的、意义、操作过程、费用、可能获得的益处和风险等，并明确保密原则和自愿原则，签署姓名和日期。筛查技术选择建议详见图5。

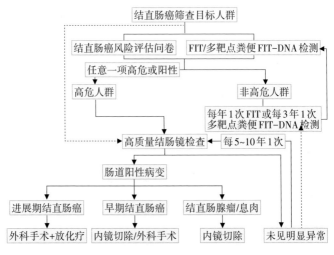

图5 结直肠癌筛查建议流程图

五、筛查结果管理和随访

（一）结直肠癌及癌前病变早期治疗

结肠镜检查发现的所有肠道息肉样病变均应取活检并行病理诊断。筛查发现的所有肠道病变均应予积极治疗或转诊，各类病变处理原则如下。

（1）对直径 5 mm 以下微小病变，使用圈套器切除术；尚可使用活检钳钳除术。

（2）对直径 6~9 mm 小型病变，使用圈套器切除术尤其是冷圈套器切除术；尚可考虑内镜下黏膜切除术（endoscopic mucosal resection，EMR）对难切除病变进行处理。

（3）对直径大于 10 mm 隆起型病变（Ⅰp型、Ⅰsp型、Ⅰs型），根据蒂部特征选用合适圈套器切除术进行处理。

（4）对可一次性完全切除的平坦型（Ⅱa型、Ⅱb型、Ⅱc型）及部分Ⅰs型病变，使用 EMR 治疗。原则上 EMR 可一次性整块切除的病变最大直径不超过 20 mm。

（5）对最大径超过 20 mm 难以使用 EMR 行一次性完全切除的病变、抬举征阴性病变以及大于 10 mm EMR 残留或治疗后复发再次行 EMR 治疗困难的病变，使用内镜下黏膜下层剥离术（endoscopic submucosal dissection，

ESD）进行处理。当 ESD 确实因技术难度大难以开展时，对最大径超过 20 mm 病变可使用分块 EMR 技术（endoscopic piecemeal mucosal resection，EPMR）。

（二）随访

结直肠癌筛查发现的良性腺瘤和癌前病变均存在复发可能。因此，对筛查发现的腺瘤或癌前病变均需处理，未治疗者，应加强复查和随访。对确诊为腺癌或其他恶性病变者，则进入常规临床随访。

1.结直肠癌

应在治疗后第 1 年、第 2 年再次复查结肠镜，如无异常发现，后续结肠镜复查间隔可延长至 3 年。

2.直径不小于 1 cm 的腺瘤，绒毛结构不小于 25% 的腺瘤（即绒毛状腺瘤或混合性腺瘤），伴高级别上皮内瘤变的其他病变应在治疗后第 1 年再次复查结肠镜，如无异常发现，后续结肠镜复查间隔可延长至 3 年。

3.其他腺瘤

应在诊断治疗后第 3 年再次复查结肠镜，如无异常发现，后续结肠镜复查间隔可延长至 5 年。

4.其他肠道良性病变

因结直肠癌风险增加并不明显，可视同一般人群处理。结肠镜复查间隔可为10年。

5.炎症性肠病，如溃疡性结肠炎、克隆氏病

明确诊断后每2年复查结肠镜。如筛查中发现高级别上皮内瘤变应在治疗后每年复查结肠镜。

第五章

食管癌

一、危险因素和保护因素

（一）危险因素

1.饮食

多项研究表明，热烫饮食、腌制食品、辛辣饮食、油炸饮食、高盐饮食、霉变饮食、硬质食品、快速进食和不规律饮食均会增加食管癌发病风险。

2.遗传因素

食管癌有家族聚集性，目前，全基因组关联研究已确定了几十个食管癌遗传易感位点。一项基于人群的大型病例对照研究显示，食管癌家族史与食管鳞癌发病风险间密切关联，食管鳞癌发病风险随受影响一级亲属数量的增加而增加，另外，父母双方均患食管癌的个体食管鳞癌发病风险大幅增加。

3.饮酒

饮酒人群食管癌的发病风险增高。世界癌症研究基金会和美国癌症研究所发布的《2018癌症预防和生存报告》显示，酒精每日摄入量每增加10 g，食管鳞癌风险增加25%。研究表明，每周酒精摄入量大于200 g者食管癌发病风险远高于不饮酒者。

4.吸烟

吸烟人群食管癌发病风险增高，研究表明，吸烟者吸烟量越大、吸烟年限越长，食管癌发病风险越高。此外，国内外多项研究表明吸烟对男性影响明显高于女性。

（二）保护因素

研究表明，膳食纤维摄入较高人群食管癌发病风险降低，每日膳食纤维摄入量每增加 10 g，Barrett 食管和食管癌风险降低31%。此外，多项研究表明，增加钙、蔬菜和水果摄入可使食管癌发病风险降低。

二、筛查关键结局指标

食管癌组织学分型包括鳞状细胞癌（非特殊型）、腺癌（非特殊型）、小细胞癌等。

食管癌病理分期系统定义如下。

1.原发肿瘤（T）

T_x：原发肿瘤不能评价；T_0：无原发肿瘤的证据；T_{is}：高级别上皮内瘤变或异型增生；T_{1a}：肿瘤侵及黏膜固有层和黏膜肌层；T_{1b}：肿瘤侵及黏膜下层；T_2：肿瘤侵及固有肌层；T_3：肿瘤侵及食管纤维膜；T_{4a}：肿瘤侵及胸膜、心包、奇静脉、膈肌或腹膜；T_{4b}：肿瘤侵及其他邻近结构，如主动脉、椎体或气道。

2.区域淋巴结（N）

N_x：区域淋巴结无法评价；N_0：无区域淋巴结转移；N_1：1~2枚区域淋巴结转移；N_2：3~6枚区域淋巴结转移；N_3：大于等于7枚淋巴结转移。

3.远处转移（M）

M0：无远处转移；M1：有远处转移。

参考国内外指南及专家共识，将食管早期癌定义为病灶局限于黏膜层的食管浸润性癌，无论有无区域淋巴结转移；食管癌前病变包括食管鳞状上皮细胞异型增生和Barrett食管异型增生。

三、人群风险分层

（一）食管癌高发区定义

建议以县级行政区为单位界定食管癌高发区，将食管癌年龄标化发病率大于15/10万地区定义为食管癌高发区，年龄标化发病率大于50/10万地区为食管癌极高发区。

（二）食管癌高风险人群定义

年龄大于等于45岁，且符合以下任意一项。

（1）长期居住于食管癌高发区。

（2）一级亲属中有食管癌疾病史：国内外大部分指

南和专家共识在定义食管癌高风险人群时均考虑了食管癌家族史。

（3）患有食管癌前疾病或癌前病变：食管癌癌前病变包括食管鳞状上皮异型增生和Barrett食管相关异型增生，这两种癌前病变均与食管癌发生密切相关。

（4）有吸烟、饮酒、热烫饮食等生活和饮食习惯：国内专家共识在定义食管癌高风险人群时，常会考虑是否暴露于吸烟、饮酒等食管癌危险因素。

四、筛查方案

（一）筛查年龄

推荐高风险人群食管癌筛查起始年龄为45岁，至75岁或预期寿命小于5年时终止筛查。我国食管癌年龄别发病率和死亡率在45岁前处于较低水平，45岁后迅速上升，发病率于80~84岁达高峰。虽然我国老年人食管癌发病率仍较高，但目前食管癌筛查手段以内镜为主，这种筛查方式本身可能造成创伤，且恶性肿瘤治疗本身也存在一定不良反应。考虑到老年人身体状况和预期寿命，75岁及以上老年人参加食管癌筛查获益和危害难以权衡，且将食管癌筛查终止年龄延后可能导致更高成本。因此，本指南推荐75岁或预期寿命小于5年者终止筛查。

（二）筛查技术和流程

食管癌筛查技术和流程参考图6。

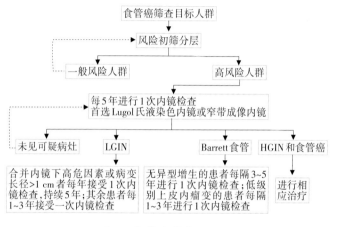

图6 食管癌筛查流程图

1.食管内镜种类的选择

（1）推荐Lugol氏液染色内镜或窄带成像（narrow band imaging，NBI）内镜作为食管癌筛查首选，条件不足者可选普通白光内镜，有条件者可联用放大内镜：Lugol氏液染色内镜及NBI内镜监测食管癌和食管癌前病变的灵敏度和特异度较高，因此是食管癌筛查的首选。

（2）推荐有条件医院尝试用人工智能显微内镜：计算机辅助系统高分辨显微内镜、多光谱散射内镜和新型激光内镜等可能具更高诊断准确性和特异度，但需更多证据支持，且需有条件医院才能开展。

（3）不能耐受常规通道内镜者尝试经鼻内镜：有研究显示，在食管癌筛查中更多患者愿意选择经鼻内镜而非传统内镜，其理由为经鼻内镜更为舒适。经鼻内镜有望替代常规内镜成为一种主流选择，但需更多证据支持。

2.食管内镜检查操作过程

（1）建议食管内镜下对全部食管黏膜进行系统观察，并需充分而合理的检查时间：一般认为内镜检查时间越长，病变检出率越高，系统检查并保证足够时长对食管癌内镜筛查非常重要，日本和韩国多项研究表明，与内镜检查短时间组比较，长时间组内镜医师更有可能检出上消化道癌，但延长内镜检查时长对镇静要求更高且严重降低患者耐受性，因此需充分与合理的检查时间。

（2）内镜检查时间至少持续 7 min，观察食管时间不少于 3 min：参考欧洲胃肠内镜检查指南和亚洲对上消化道肿瘤诊断标准共识，本指南推荐内镜检查时间至少为 7 min，观察食管时间不少于 3 min。

（3）使用黏液祛除剂和祛泡剂提高食管内镜下黏膜可见度，要求患者内镜筛查前禁食6 h以上、禁水2 h以上。

（4）推荐将食管癌早期诊断率、染色内镜使用率作为食管癌筛查质量控制指标：食管癌诊断时临床分期是食管癌预后最主要决定因素，增加早期食管癌比例是食管癌筛查直接目标。早期食管癌内镜下改变不明显，诊断需要内镜医师仔细观察。因此，推荐将食管癌早期诊断率（单位时间内上消化道内镜检查发现早期食管癌患者数占同期上消化道内镜检查发现食管癌患者总数的比例）和染色内镜使用率（单位时间内，食管癌筛查上消化道内镜中使用Lugol氏液染色或光学染色内镜的例数占同期食管癌筛查上消化道内镜总例数的比例）作为食管癌筛查质控指标之一。

（三）开展食管癌筛查医师应具备的能力

食管癌筛查内镜医师应清楚了解食管解剖学特征，具备一般内镜检查能力，开展内镜诊疗工作不少于5年，取得主治医师及以上专业技术职务任职资格；每位内镜医师至少有300例食管内镜诊疗操作经验；内镜医师满足培训标准，可行食管癌内镜筛查。

对内镜下病变的评估，内镜检查医师需要掌握食管解剖学特征和基本内镜技术，才能对黏膜和病变进行准确观察和判断。因此，在进行内镜诊断培训前，内镜医师必须熟练掌握标准内镜检查技术。经验丰富医师更能准确地对食管癌病变进行诊断和评估，其诊断具有较高灵敏度。内镜筛查早期Barrett食管相关肿瘤是一项挑战，研究者开发了一个基于网络的Barrett食管相关肿瘤教学培训工具，该教学培训工具制作了Barrett食管相关肿瘤及Barrett食管的内镜检查过程中的高清数字视频，供内镜医师培训学习，该研究显示，培训学习后Barrett食管相关肿瘤的中位检出率增加了30%（$P<0.001$）。且一项研究表明，超过90%接受培训的人员在执行200次上消化道内镜检查后能达95%完成率（即在无物理帮助情况下将内镜通过到十二指肠）。国家卫健委2019年《消化内镜诊疗技术临床应用管理规范》建议，开展内镜诊疗技术的医师需满足：①执业范围为与开展消化内镜诊疗工作相适应的临床专业；②有5年以上临床经验，目前从事消化系统疾病诊疗工作，累计参与完成消化内镜诊疗病例不少于200例；③经消化内镜诊疗技术相关系统培训并考核合格，具有开展消化内镜诊疗技术的

能力。

五、筛查结果管理和随访

（一）筛查频次

（1）推荐我国食管癌高风险人群每5年进行1次内镜检查：在我国食管癌高风险地区进行食管癌内镜筛查具有成本效益，但目前仍缺少基于中国人群的大样本多中心筛查间隔研究。根据现有证据，推荐我国食管癌高发地区人群和高风险人群每5年进行1次内镜检查。

（2）推荐低级别上皮内瘤变者每1~3年进行1次内镜检查：2019年我国发布的《上消化道癌人群筛查及早诊早治技术方案》中推荐有低级别上皮内瘤变患者应每3~5年进行1次内镜随访。

（3）推荐低级别上皮内瘤变合并内镜下高危因素或病变长径大于1 cm者每年进行1次内镜检查，持续5年：轻度异型增生者每3年进行1次内镜随访，中度异型增生者每1年进行1次内镜随访。对筛查发现的低级别上皮内瘤变（轻、中度异型增生），病变长径大于1 cm或合并多重食管癌危险因素者每1年进行1次内镜随访，其余患者可每2~3年进行1次内镜随访。

（4）推荐无异型增生的Barrett食管患者每隔3~5年

进行1次内镜检查：如对已知患有Barrett食管患者进行系统性监测活检，但未显示异型增生证据，应在3~5年内进行随访监测内镜检查。对已确定的任意长度且无异型增生的Barrett食管确诊患者，1年内进行连续检查2次后，可接受间隔为每3年1次的额外检查。对无异型增生的Barrett食管患者，应每隔3~5年进行1次内镜检查。2021年的一项成本－效益分析显示，非成形性Barrett食管的最佳内镜监测间隔在男性中可能为3年，在女性中为5年。

（5）推荐低级别上皮内瘤变的Barrett食管患者每隔1~3年进行1次内镜检查：非典型增生的Barrett食管在接受药物治疗后3~6个月内应接受内镜复查，而无不典型增生的Barrett食管应3~5年进行1次内镜检查。

（二）针对不同筛查结果的治疗和管理

1.食管癌早期治疗方法

（1）推荐早期食管癌内镜治疗前通过内镜检查评估病变范围、分期以及浸润深度。

（2）对符合内镜下切除的绝对和相对适应证的早期食管癌患者，推荐进行内镜下切除，首选内镜黏膜下剥离术（ESD）；病变长径小于等于10 mm时，如能保证整块切除，也可以考虑内镜下黏膜切除术（EMR）治疗。

（3）对采用EMR切除早期食管腺癌患者，推荐在EMR切除后进行消融治疗，提高治愈率，降低食管狭窄与穿孔发生率。

（4）内镜下射频消融术（radio frequency ablation，RFA）可用于治疗局限于黏膜固有层内的食管鳞癌。因病灶过长、近环周等原因难以整块切除或患者不耐受内镜切除术时可考虑内镜下RFA。

（5）对病变浸润深度达黏膜下层（大于200 μm）T1b期食管癌，有淋巴结或血管侵犯，肿瘤低分化（大于等于G3）患者，应行食管切除术，拒绝手术或手术不耐受者可行同步放化疗。

2. 食管癌前病变早期治疗方法

（1）病理学显示食管鳞状上皮低级别上皮内瘤变，但内镜下有高级别病变表现或合并病理学升级危险因素者可行内镜下切除，未行切除者应3~6个月内复查内镜并重新活检；因病灶过长、近环周等原因难以整块切除或患者不耐受内镜切除术时可应用RFA。

（2）病理学显示鳞状上皮高级别上皮内瘤变且经内镜或影像学评估无黏膜下浸润和淋巴结转移者，推荐内镜下整块切除；因病灶过长、近环周等原因难以整块切除或患者不耐受内镜切除术时可考虑应用RFA。

（3）Barrett食管伴黏膜低级别异型增生（low-grade dysplasia，LGD）患者推荐内镜下射频消融治疗，未行治疗者每6~12个月随访1次；Barrett食管伴HGD，首选内镜下切除后行RFA。

3.食管癌和癌前病变的治疗后管理

（1）病灶超过食管周径3/4的食管癌和癌前病变行内镜切除术后应积极预防食管狭窄，推荐局部注射类固醇、口服类固醇和球囊扩张。

（2）早期食管鳞癌及癌前病变内镜治疗后第1年每3~6个月应复查，包括上消化道内镜及其他相应检查，若无明显异常，第2年开始可每年进行1次复查。

（3）在内镜切除或消融治疗Barrett食管伴LGD、HGD或早期腺癌后定期内镜随访。

第六章

胃癌

一、危险因素和保护因素

胃癌的发生是多因素参与、多步骤演变的复杂过程，是遗传和环境等因素相互作用的综合结果。胃癌危险因素研究不仅有利于胃癌一级预防，更为准确区分胃癌高危人群，有针对性进行二级预防提供重要依据。蔬菜、水果的足量摄入是远离胃癌的因素。胃癌危险因素包括：幽门螺杆菌（helicobacter pylori，Hp）感染，长期高盐饮食、烟熏煎炸食品、红肉与加工肉摄入及不良饮食习惯（如长期不吃早餐、饮食不规律、吃饭速度快、暴饮暴食、吃剩饭菜等），吸烟，重度饮酒和一级亲属胃癌家族史。

二、筛查关键结局指标

（一）筛查相关胃部肿瘤病变组织学分型和病理学分期

胃癌组织学分型包括乳头状腺癌、低黏附性癌（包括印戒细胞癌和非印戒细胞癌）、管状腺癌、黏液腺癌等。

胃癌病理学分为0期、Ⅰ期、Ⅱ期、Ⅲ期和Ⅳ期。

（二）胃早期癌和癌前病变定义

胃早期癌指癌组织仅局限于黏膜层及黏膜下层，不论是否有区域性淋巴结转移。

胃癌前病变指已证实与胃癌发生密切相关的病理学变化，即胃黏膜上皮内瘤变，根据病变程度，分为低级别上皮内瘤变（low grade intraepithelial neoplasia，LGIN）和高级别上皮内瘤变（high grade intraepithelial neoplasia，HGIN）。

（三）胃癌前病变检出情况

我国胃癌前病变检出率男性高于女性，且年龄越大癌前病变检出率越高，同时具有明显地区差异，胃癌高发区检出率常高于低发区。

三、人群风险分层

（一）胃癌高发区定义

建议将胃癌年龄标化发病率（age-standardized incidence rate，ASR）大于或等于20/10万的地区定义为胃癌高发区。

世界范围内不同地区胃癌发病率差异较大，以Segi′s世界标准人口为标准，按照胃癌的ASR水平，可分为高风险（ASR大于或等于20/10万）、中风险（20/10万大于ASR大于或等于10/10万）和低风险地区（ASR小于10/10万）。我国胃癌高发区分布广泛，以西北和东南沿海较为集中，多地散在典型高发区，地区差异明显，且农村高于城市。数据显示辽东半岛、山东半岛、长江三角洲和太行山脉等地是胃癌高发区，而辽宁、福建、甘肃、山东、江苏等地是胃癌高发的省份。

（二）胃癌高风险人群定义

高风险人群是指患病风险处于较高水平的人群，确定风险人群是疾病预防控制中一项极其重要的措施，有助于恶性肿瘤的早期发现、早期诊断及早期治疗。我国在早期胃癌筛查方面目前缺乏简便、有效诊断方法进行普查；胃镜等方法由于医疗成本、条件限制，无症状及非高风险人群接受度低，尚难大规模开展。因此，针对高风险人群开展胃癌筛查是较为可行的方法。

年龄45岁及以上，且符合下列任一条件者为胃癌高风险人群。

（1）长期居住于胃癌高发区。

（2）Hp感染。

（3）既往患慢性萎缩性胃炎、胃溃疡、胃息肉、术后残胃、肥厚性胃炎、恶性贫血等。

（4）一级亲属有胃癌病史。

（5）存在胃癌其他高危因素（高盐、腌制饮食、吸烟、重度饮酒等）。

四、筛查方案

（一）筛查人群

推荐胃癌高风险人群接受胃癌筛查，不建议胃癌非高风险人群接受胃癌筛查。

不推荐在非高风险人群中进行常规胃镜筛查。高危个体（如林奇综合征、遗传性弥漫性胃癌）应定期胃镜检查，不建议非高风险人群进行胃镜筛查。首先应采用非侵入性诊断方法筛选出胃癌高风险人群，继而进行有目的的内镜下精查是更为可行的胃癌筛查策略。本指南推荐胃癌高风险人群接受胃癌筛查，而不建议胃癌非高风险人群接受胃癌筛查。

（二）胃癌筛查目标人群的推荐起止年龄

高风险人群胃癌筛查起始年龄为45岁，至75岁或预期寿命小于5年时终止筛查。

目前，多数亚洲国家设定40~45岁为胃癌筛查的起始临界年龄。日本的一项研究显示，40~49岁年龄组人群胃癌发病率有所降低，40岁开始筛查成本效益低于50岁开始，因此，日本胃癌筛查指南（2018年）建议将起始年龄推迟至50岁。筛查年龄过宽可能导致较高成本支出，同时由于我国处于人口老龄化阶段，适当延后筛查的起始年龄更为合理。我国现行的"城市癌症早诊早治项目技术方案"中已将胃癌筛查起始年龄由40岁修订为45岁。因此，本指南建议将45岁作为胃癌筛查起始年龄。

在亚洲的胃癌高发国家中，只有韩国和日本开展了全国性胃癌筛查计划，韩国胃癌筛查指南建议40~74岁无症状成人每2年进行1次胃癌筛查，而日本胃癌筛查指南则未确定胃癌筛查终止年龄。我国"城市癌症早诊早治项目"将胃癌筛查终止年龄定为74岁，与韩国胃癌筛查终止年龄一致。考虑到老年人身体状况、预期寿命及胃镜筛查可能造成的创伤，在高龄人群中筛查的利弊难以权衡。因此，本指南推荐75岁或预期寿命小于5年时终止筛查。

（三）胃癌筛查流程

胃癌筛查流程参见图7。

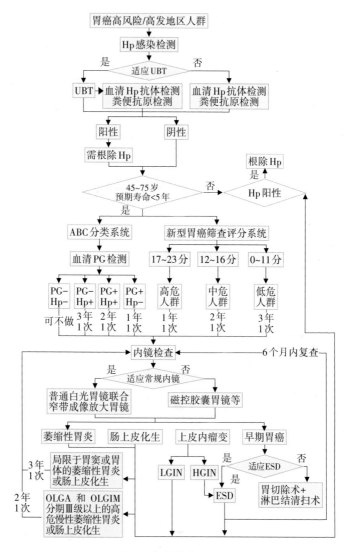

图7 胃癌筛查流程图

（四）生物标志物检测

1.Hp感染检测

推荐在胃癌高发地区人群进行 Hp 感染检测筛查，首选尿素呼气试验（urea breath test，UBT）行 Hp 检测，血清 Hp 抗体检测和粪便抗原检测作为 UBT 辅助诊断措施，或不能配合 UBT 者的二线诊断措施。

本指南推荐在胃癌高发地区人群进行 Hp 感染检测筛查，而在低发地区尚不建议将人群筛查检测 Hp 作为预防胃癌的策略。

2.Hp感染以外胃癌其他生物标志物筛查

不建议将血清胃蛋白酶原（pepsinogen，PG）、血清胃泌素-17（gastrin-17，G-17）和血清胃癌相关抗原 MG7-Ag 检测单独用于胃癌筛查。PG、G-17、MG7-Ag 和血清 Hp-Ag 等联合检测，配合评分系统或许有利于胃癌的精准筛查，但需考虑经济效益问题。血清中约存在人体 1% 的 PG，其血清水平可作为胃黏膜形态和功能状态标志，联合 Hp 检测可识别出胃癌的高危个体。

2021 年西班牙胃肠病协会和 2019 年英国胃肠病协会发布的指南均不推荐在一般人群中采用血清标志物筛查胃癌，2018 年日本发布的指南考虑到生物标志物诊断胃癌的灵敏度和特异度偏低，同样不推荐在一般人群中使用。2017年我国发布的胃癌筛查共识认为联合2种及以上的生物标志物可能提高胃癌的筛查价值，但缺乏高级别证据，应开展相关研究并积累关于胃癌生物标志物检测的高质量研究证据。因此，PG、G-17、MG7-Ag和血清Hp-Ag等联合检测，配合评分系统用于胃癌高危人群筛查，可有效浓缩高危人群、实现适于靶向精查的人群风险分层，或许有利于胃癌精准筛查，但需考虑经济效益问题。

（五）内镜种类的选择

推荐首选普通白光胃镜联合窄带成像放大胃镜进行筛查，尤其是存在以下任一情况时：胃萎缩、胃肠上皮化生、怀疑早期胃癌。

对不能接受常规内镜检查者，可考虑使用磁控胶囊胃镜，如老人、儿童和孕妇等。

建议根据医院设备和医师水平，灵活选择色素内镜、蓝激光成像放大内镜、荧光内镜等新型内镜成像技术。

（六）胃镜检查操作过程

（1）推荐在胃蠕动剧烈而难以观察时考虑使用抗痉挛药。

在内镜检查过程中胃痉挛尤其是胃窦部痉挛，极有可能干扰内镜医师观察。因此，有必要在胃镜检查前使用抗痉挛药。目前抗痉挛药主要包括两类：注射用药（如丁莨菪碱、胰高血糖素）和局部喷雾剂（如薄荷油及其主要成分薄荷醇）。基于目前证据表明薄荷油比丁莨菪碱具有更好的抗痉挛效果，且不良反应更小，建议首选薄荷油作为胃镜检查前使用抗痉挛药物。

（2）推荐使用黏液溶解剂和消泡剂提高胃镜下黏膜可见度。

附着胃黏膜表面的泡沫和黏液会干扰胃镜下观察，尤其会令胃镜医师忽视黏膜微小病变。因此，推荐使用黏液溶解剂和消泡剂提高胃镜下黏膜可见度。具体使用何种药物更为安全与有效，受限于目前原始研究不足，并不能进行对比分析。

（3）推荐胃镜下对胃内部进行系统观察，并需要有充分与合理检查时间。检查过程应至少持续 7 min（观察胃部时间大于等于 3 min），并保留足够数量的清晰内镜图像。

（七）筛查过程质量控制

1.推荐对内镜医师进行系统化训练以提高诊断能力

胃镜筛查结果是否准确与内镜医师识别可疑病变及

进行病理鉴别能力息息相关。因此，对内镜医师培训除需提高其操作技术水平，还应提高其基础知识。基础知识和胃镜操作技术的培训可以提高胃镜医师的诊疗水平。因此，本指南建议对内镜医师进行系统化训练以提高诊断能力。

2.开展胃癌筛查医师应具备的能力

胃癌筛查内镜医师应清楚了解胃的解剖学特征、具备一般内镜检查能力并至少有300例内镜检查经验。内镜医师通过内镜诊断培训后需至少对20例HGIN或早期胃癌病变进行诊断评估以获得胃癌光学诊断能力。内镜医师满足内镜诊断培训标准，并达到20个HGIN或早期胃癌病变诊断大于或等于80%准确率后，可行胃癌内镜诊断。

3.观察时间及图像质量

检查过程应至少持续7 min（观察胃部时间大于或等于3 min），并保留足够数量清晰内镜图像，推荐设定胃癌早期诊断率作为质控指标。

同时，由于早期胃癌内镜检查存在一定漏诊率，本指南推荐将胃癌早期诊断率（单位时间内上消化道内镜检查发现早期胃癌患者数/同期上消化道内镜检查发现胃癌患者总数×100%）作为质控指标。

（八）胃癌筛查与监测间隔

根据A、B、C、D分级。

（1）A级：PG（−）、Hp（−）患者可不行内镜检查。

（2）B级：PG（−）、Hp（＋）患者至少每3年行1次内镜检查。

（3）C级：PG（＋）、Hp（＋）患者至少每2年行1次内镜检查。

（4）D级，PG（＋）、Hp（−）患者应每年行1次内镜检查。

根据新型胃癌筛查评分系统分级。

（1）胃癌高危人群（17~23分），建议每年进行1次胃镜检查。

（2）胃癌中危人群（12~16分），建议每2年进行1次胃镜检查。

（3）胃癌低危人群（0~11分），建议每3年进行1次胃镜检查。

五、结果管理和随访

（一）早期胃癌治疗——内镜黏膜下剥离术（ESD）和功能保留胃切除术

对满足 ESD 绝对和扩大适应证的早期胃癌患者，推荐行 ESD 治疗；对不满足 ESD 绝对和扩大适应证的早期胃癌患者，推荐以胃切除术作为标准治疗方案并优先考虑功能保留胃切除术，同时根据胃切除术范围选择适当的淋巴结清扫术。

ESD 由内镜下黏膜切除术（EMR）发展而来，是利用高频电刀切开病灶周围的黏膜，由黏膜下层剥离切除病变的方法，适用于淋巴结转移可能性极低（小于 1%）且能一次性完整切除整块肿瘤的早期胃癌。ESD 的绝对适应证包括：①大体可见的分化型黏膜内癌（临床分期 cT_{1a}），不伴溃疡。②肿瘤长径小于或等于 3 cm 大体可见的分化型黏膜内癌（临床分期 cT_{1a}），伴溃疡。③肿瘤长径小于或等于 2 cm 的未分化型黏膜内癌（临床分期 cT_{1a}），不伴溃疡。ESD 的扩大适应证为：①符合绝对适应证的分化型癌，初次 ESD 或 EMR 治疗后 eCura 为 C1，局部复发后内镜下判断临床分期为 cT_{1a} 的病变。②肿瘤长径大于 2 cm 的大体可见的未分化型黏膜内癌（临床分

期 cT_{1a}），不伴溃疡。

（二）高级别胃黏膜上皮内瘤变的治疗——ESD

对 HGIN 的患者，推荐进行内镜切除治疗（首选ESD）。

HGIN 是 Correa 级联反应模式中最接近胃癌的一环，60%~85% 的 HGIN 在 4~48 个月时间内进展为浸润性胃癌。由于 ESD 治疗 HGIN 有较高的安全性和有效性，本指南推荐对 HGIN 患者进行 ESD 治疗。

（三）早期胃癌和癌前病变治疗——根除 Hp

若早期胃癌或癌前病变（萎缩性胃炎、肠上皮化生、上皮内瘤变）合并 Hp 感染，推荐根除 Hp。根除 Hp 不仅使健康人群受益，也可降低早期胃癌患者异时性胃癌的发生率。因此，本指南推荐对早期胃癌合并 Hp 感染患者，经 ESD 或胃切除手术后进行 Hp 根除治疗。对胃癌前病变合并 Hp 感染者，根除 Hp 也有利于逆转胃部病变进展。因此，推荐对萎缩性胃炎合并 Hp 感染者根除 Hp 治疗。

（四）早期胃病变和胃癌术后患者的随访

（1）局限于胃窦或胃体的萎缩性胃炎或肠上皮化生，建议每 3 年行 1 次内镜检查。

（2）可操作的与胃癌风险联系的萎缩评估（operative link for gastritis assessment，OLGA）和可操作的与胃癌风险联系的肠上皮化生评估（operative link on gastric intestinal metaplasia assessment，OLGIM）分期Ⅲ级以上高危慢性萎缩性胃炎或肠上皮化生患者，建议每2年行1次内镜检查。

（3）经ESD切除且未接受其他治疗的早期胃癌患者，建议术后6个月内复查内镜，然后根据内镜检查结果制定下一步监测策略。

（4）经ESD切除的上皮内瘤变或常规手术切除的早期胃癌患者，建议术后6个月内复查内镜，然后根据内镜检查结果制定下一步监测策略。

第七章

肝癌

一、危险因素

肝癌危险因素主要包括：①慢性乙型肝炎病毒（hepatitis B virus，HBV）感染：HBV感染肝细胞后可整合到宿主基因组。HBV携带者中有10%~25%可发生肝细胞癌（hepatocellular carcinoma, HCC）。全球范围慢性HBV感染是HCC首要病因，尤其在东亚和非洲。②慢性丙型肝炎病毒（hepatitis C virus，HCV）感染：HCV感染肝细胞后通过细胞死亡-修复引起肝硬化而增加HCC风险，HCV本身不整合于细胞基因组。在我国HCC患者中，HCV感染标志阳性者占比仅为1.7%~2.5%，HCV合并HBV感染占比为6.7%。③酒精性肝病与代谢相关脂肪性肝病（metabolic dysfunction-associated fatty liver disease，MAFLD）：单纯酒精性肝硬化进展为HCC风险OR值为4.5（95% CI：1.4~14.8），酒精肝伴慢性HCV或HBV感染等2个或以上因素者OR值达53.9（95% CI：7.0~415.7）；吸烟、肥胖和糖尿病等与酒精之间存在交互增强HCC风险关系。④致癌物暴露：饮食中黄曲霉毒素B_1（aflatoxin B_1，AFB_1）暴露是造成撒哈拉以南非洲、东南亚和中国部分农村HCC高发重要原因，国际癌症研究署于1987年将AFB_1列为Ⅰ类致癌物。⑤肝硬化：世界范围内85%~95%HCC具肝硬化背景，多种原因导致肝硬化是HCC发生的重要环节。我国约700万例肝硬化患者，HBV相关肝硬化占比77.2%，肝硬化是我国HCC的首要病因。

二、筛查关键结局指标

肝癌筛查评价结局指标主要涉及：①肝癌病理分型、分期与分子特征：肝癌病理学类型主要分为HCC、胆管细胞癌及混合性HCC和胆管细胞癌。肝癌临床分期常用系统包括TNM分期、中国肝癌分期（China liver cancer staging，CNLC）及巴塞罗那分期。不同病因所致HCC具相对独特分子特征，HBV所致HCC分子特征和临床表现与HCV及其他相关因素所致HCC有所不同。②HCC癌前病变定义：HCC癌前病变包括低级别不典型增生结节（low-grade dysplastic nodules，LGDN）、高级别不典型增生结节（high-grade dysplastic nodules，HGDN）和β-catenin高表达肝细胞腺瘤。③肝癌筛查技术准确性：肝癌筛查技术准确性（真实性）评价常用指标也是灵敏度和特异度。④肝癌筛查相关干预不良结局事件：肝癌筛查相关干预不良结局事件包括辐射暴露、不必要活检等生理伤害，心理焦虑等心理伤害及过度诊断。⑤肝癌筛查相关干预的可及性：可及性主要涉及当地有无相关筛查和/或监测政策、现行方案、人群覆盖率、参与率和依从率及其影响因素等。

三、人群风险分层

（一）肝癌高风险人群定义

肝癌高风险人群是指符合以下条件之一者：①各种原因（包括酒精性肝病、MAFLD）所致肝硬化患者；②HBV或/和HCV慢性感染且年龄大于或等于40岁者；一般风险人群是指以上定义为肝癌高风险人群以外的人群。

（二）肝癌高风险人群的风险分层

针对肝癌高风险人群，现有单一风险分层模型无法覆盖全部肝癌发病人群，建议根据不同高危病因，建立有针对性筛查模型，并基于中国人群数据进行进一步各种风险预测模型评估。

四、筛查方案

（一）筛查年龄

我国肝癌高风险人群推荐监测起始年龄为40岁，74岁或预期寿命小于5年时终止；肝硬化患者肝癌监测起止年龄不限。系统文献未检出特别针对普通人群肝癌筛查或肝癌高风险人群监测最佳起止年龄的报道。现有指南仅推荐对肝癌高风险人群进行肝癌监测，未推荐全人群筛查策略。根据文献报道筛查或监测人群平均年龄分析，以概括相关研究纳入对象起止年龄及相关结果：筛查或监测人群平均年龄41.2~74.4岁。指标涉及早期肝癌检出率、肝癌生存率、1-3-5年生存率、中位生存时间。以肝癌死亡率为指标的证据提示，关于肝癌筛查或监测死亡率下降效果证据有限，仅检出2项RCT和4项队列研究，但设计主要针对监测和筛查方案整体效果评价，且高风险人群划定指标定义不一，研究结果不一致，尚不能完全支持肝癌高风险人群最佳监测起止年龄推论。

（二）筛查常用技术

1.肝癌筛查常用技术

腹部超声检查（ultrasonography，US）联合血清甲胎蛋白（α-fetoprotein, AFP）检测仍是最广泛采用的肝癌筛查技术，CT与核磁共振成像（magnetic resonance imaging，MRI），特别是增强CT与结合钆塞酸二钠的MRI是筛查异常人群进一步诊断的首选技术，维生素K缺乏症或拮抗剂Ⅱ诱导的蛋白质（protein induced by vitamin K absence or antagonist Ⅱ，PIVKA-Ⅱ；又称DCP）

等其他血清标志物可作为补充筛查技术，但尚不能完全替代US联合AFP检测。

腹部US和血清AFP技术成熟、价格便宜、设备和人员技术要求低，易于在不同医疗条件地区推广开展，作为常规筛查手段被广泛采用。进一步诊断采用CT和MRI，但价格高，对US和AFP异常者是首选加强方法，特别是增强CT和结合特异性对比剂的增强MRI。除AFP外的其他血清标志物同样具有易操作和低损伤优点，且区分肝癌能力更强，可作为补充筛查技术。

2.肝癌筛查技术有效性

目前针对肝癌筛查准确性较好的技术有US以及US联合AFP检测，US和AFP检测联用对所有阶段及早期HCC的灵敏度分别为97%和63%，其余新型标志物及联合方案有待检验。①单一筛查技术的准确性：腹部US：对所有阶段HCC整体灵敏度为84%，而对早期HCC整体灵敏度仅为47%；AFP检测：对早期肝功正常及无血管侵袭肝癌灵敏度较低，仅为39%~65%，特异度为76%~94%；CT和MRI：CT诊断肝癌灵敏度为60%~75%，特异度为90%；CT和MRI对肿瘤长径小于2 cm者，灵敏度约为48%，肿瘤长径大于或等于2 cm者可达92%。②联合筛查技术的准确性：常规联合筛查技术是腹部US联合AFP检测，对所有阶段HCC检测灵敏度可达97%，对早期HCC灵敏度为63%，均优于单独使用腹部US；但腹部US联合AFP检测特异度低于单独使用腹部US，对早期HCC，单独使用腹部US和US联合AFP检测特异度分别为92%和84%。③肝癌筛查方案对死亡率的影响：有限几项有死亡率指标的报道，几乎均针对肝癌高风险人群进行连续监测，仅有1篇研究报道了严格意义上肝癌人群筛查死亡率效果，从筛查开始随访约5轮共4年后未观察到有统计学意义肝癌死亡率改变。

3.肝癌筛查在我国人群的可获得性

我国人群肝癌筛查可及性整体较低，主要体现在筛查覆盖率；筛查参与率存在项目人群间差异且影响因素证据有限，主观接受度尚可提示潜在客观需求。3项国家级重大公共卫生服务项目提供的组织性筛查在全国2019年35~74岁人群中的覆盖率据估计约0.09%。筛查参与率特指实际参加复筛人数占初筛阳性人数百分比，在部分研究报告中表示为依从率。分析显示，因项目模式不同，整体筛查参与率为37.5%~62.3%。全国大样本分析提示，城市肝癌高危人群对AFP检测联合US筛查主观接受度为99.3%。

4.肝癌筛查在我国人群中的经济性

我国人群开展肝癌筛查经济学证据仍有限，初步提示AFP或乙型肝炎表面抗原（hepatitis B surface antigen，HBsAg）检测初筛评估高风险人群后再行US可能具有成本效果，但整体经济性待进一步明确。共纳入4项肝癌筛查技术卫生经济学评价研究，均为国内研究。2012年中山市研究采用ELISA法检测HBsAg作初筛，然后对阳性人群进一步检测AFP及US，结果显示，每筛查1例阳性者成本为43825元；每检出1例肝癌成本为80346元。2016年我国台湾地区学者运用马尔可夫模型对肝癌高发区人群分别模拟两阶段筛查，与两阶段筛查比较，大规模US筛查更具成本效果，尤其是初始筛查年龄为50岁，2年1次的方案。

五、结果管理和随访

（一）肝癌常用监测方案

US、US联合AFP检测为目前常用肝癌监测技术，对高风险人群的监测间隔证据较少；其中慢性肝病（包括肝硬化、慢性肝炎等）评价监测间隔有6个月、12个月及以上，其中以6个月多见；CT（特别是增强CT）或

MRI 监测间隔可适当延长。①监测目标人群：对乙肝、丙肝、慢性肝炎、肝硬化、慢性肝病患者进行肝癌监测有一定效果。其中有 3 篇 RCT 研究来自我国，筛查人群均为乙肝人群，均显示筛查组肝癌死亡率、1、3、5 年生存率高于非筛查组。②不同监测间隔比较：共 8 篇文献比较不同监测间隔监测效果，包括 2 篇 RCT 研究和 6 篇队列研究，监测措施均为 US；6 个月组早期肝癌检出率显著高于 12 个月组，5 年生存率也显著高于 12 个月组，中位生存时间显著长于 12 个月组；6 个月间隔监测效果优于 12 个月，提示 6 个月可能为使用 US 进行肝癌监测最佳监测间隔。③不同监测措施比较：研究对象分别来自美国、韩国、日本。不同文献比较了不同监测措施，无法进行合并。

（二）肝癌监测方案有效性

采用 US 或 US 联合 AFP 检测，以每 6 个月或 6~12 个月为间隔的监测方案，能提高肝癌高风险人群早期肝癌检出率和生存率，可能会降低肝癌死亡率，证据有限待进一步评价。①早期肝癌检出率：RCT 研究和队列研究均显示，监测组肝癌患者早期肝癌检出率高于非监测组，纳入研究之间存在较大异质性。②生存率：1 年生存率分析结果监测组高于非监测组；3年生存率分析结果监测组高于非监测组，但纳入RCT仅3篇，队列研究间存在较大异质性；5年生存率分析结果监测组肝癌患者高于非监测组，纳入研究间异质性较小。中位生存时间结果未检出。③肝癌死亡率：来自中国人群有关肝癌监测死亡率下降效果的证据有限，仅检出2项RCT研究和3项队列研究，且研究结论不一致。

（三）肝癌高风险人群监测在我国的可获得性

国家级早诊项目明确有针对肝癌高危个体的监测方案推荐，当前肝癌监测依从率整体不高且差异大，可及性证据整体仍有限。参照IARC对癌症监测可及性评价涉及的当地相关政策方案、监测依从率及影响因素、接受度、公平性等系列指标进行证据整合。①监测依从率：指实际按推荐方案接受监测的高危个体人数占应监测人数的百分比，其在纳入6项研究的中位数 [M（Q1，Q3）]为26.9%（23.5%，41.0%），最小值和最大值分别为16.5%和54.2%。②肝癌治疗率，特指实际治疗例数占应治疗例数的百分比。文献研究提示，仅农村癌症早诊早治项目常规分析报道肝癌治疗率，经过筛查监测发现并进一步诊断的肝癌患者治疗率在90%以上。

（四）肝癌高风险人群监测在我国的经济性

我国肝癌高风险人群监测的经济学评价中，以每6个月或每年1次US联合AFP检测方案最常见，该方案与不监测比较可能具有成本效果。5项国内研究涉及慢性乙型肝炎或丙型肝炎感染者监测方案经济学评价。张博恒和杨秉辉从卫生决策者角度进行成本效果分析，结果显示，每半年进行1次US联合AFP监测与不监测相比的增量成本效果比为1775元，具有高成本效果。中国台湾地区的一项研究从当地政府角度进行了成本效果和成本效用分析，结果显示，与不监测比较，对慢性HBV或HCV携带者进行每半年1次生化检测联合US监测方案具有成本效果。两项国内研究涉及肝硬化患者监测方案的经济学评价，我国台湾地区研究也显示，对肝硬化患者每3个月进行1次US监测相较于慢性HBV携带者每年进行1次US监测更具成本效果。

（五）我国肝癌筛查模式及实施机构

我国现行涉及肝癌筛查的国家公共卫生服务项目均为人群组织性筛查，面向特定范围和/或区域的适龄社区居民，由中央财政支持。三大公共卫生服务项目每年有一定筛查任务量（为考核项目完成度的首要指标），包括首次参加项目者及前期筛查异常需监测或随访者，随着项目推进，随访者数量整体逐年增加。

（六）肝癌筛查及监测质量控制

肝癌筛查及监测涉及的超声及实验室检测质控主要包括以下内容：①肝脏 US 应由有经验、培训合格的主治及以上医师进行操作；②应采用标准切面对全肝进行规范扫查；③血液标本采集后应尽快分离血清或血浆上机检测；不能立刻检测的应置 2~8 ℃冰箱冷藏（小于 24 h）；不能 24 h 内检测标本应存于-20 ℃冰箱；需长期贮存的标本应置于-70 ℃冰箱；④实验室应建立质控策略及规则，定期参加省级及以上部门组织的室间质量评价；室内质控至少应包括阴性（低值）和阳性（低值阳性和/或高值阳性）两个水平的质控物；⑤实验检测人员应具有相应专业资质，接受过培训，熟练掌握检测流程。实验检测设备定期校准，由专人做好维护和保养。

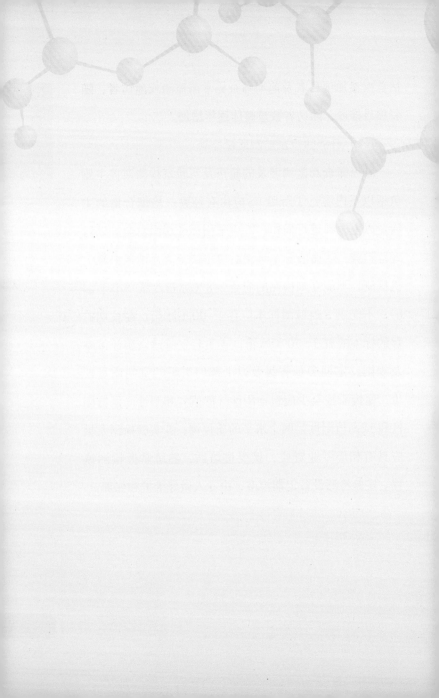

第八章

前列腺癌

一、危险因素和保护因素

前列腺癌发生与年龄有关。2016年全国肿瘤登记数据显示，前列腺癌年龄别发病率和死亡率在55岁前处于较低水平，之后呈上升趋势，60岁后快速上升并于85岁及以上年龄组达峰值。前列腺癌家族史和乳腺癌家族史是前列腺癌的危险因素，林奇综合征遗传病家族人群和携带乳腺癌易感基因（breast cancer susceptibility gene，BRCA）突变者发生前列腺癌风险高于普通人群。吸烟和肥胖可能会增加前列腺癌发生风险，但需要更高级别证据阐明之间的关联，目前尚缺乏亚洲人群大型研究数据。既往荟萃分析显示有前列腺炎病史的男性患前列腺癌风险是无前列腺炎病史者的2倍。来自亚洲研究数据表明，与不患良性前列腺增生人群比较，患良性前列腺增生人群发生前列腺癌风险较高。Meta分析显示膳食相关因素如过多摄入牛奶或相关乳制品、钙、锌可能与前列腺癌发病风险有关，而摄入西红柿、绿茶、大豆类食品可能降低前列腺癌发生风险。

二、筛查关键结局指标

前列腺癌病理分型包括腺泡腺癌、导管内癌、导管腺癌、尿路上皮癌、鳞状细胞癌、基底细胞癌和神经内分泌瘤等。目前应用最广泛的前列腺癌的分级方法是Gleason评分系统。该系统把前列腺癌组织分为主要形态分级区和次要形态分级区，每区按5级评分，两个分级区的Gleason分级值相加得到总分即为分化程度。Gleason 1级是由密集排列但相互分离的腺体构成境界清楚的瘤结节；Gleason 2级瘤结节有向周围正常组织微浸润，且腺体排列疏松，异型性大于Gleason 1级；Gleason 3级肿瘤性腺体大小不等，形态不规则，明显地浸润性生长，但每个腺体均独立不融合，有清楚管腔；Gleason 4级肿瘤性腺体相互融合，形成筛孔状，或细胞环形排列中间无腺腔形成；Gleason 5级呈低分化癌表现，不形成明显腺管，排列成实性细胞巢或单排及双排的细胞条索。

2016年前列腺癌新分级分组系统根据Gleason总评分和疾病危险度的不同将前列腺癌分为5个不同的组别。

分级分组1：Gleason评分小于或等于6分，仅由单个分离的、形态完好的腺体组成。

分级分组2：Gleason评分3+4=7分，主要由形态完好的腺体组成，伴有较少的形态发育不良腺体/融合腺体/筛状腺体组成。

分级分组3：Gleason评分4+3=7分，主要由发育不良的腺体/融合腺体/筛状腺体组成，伴少量形态完好的腺体。

分级分组4：Gleason评分4+4=8分，3+5=8分，5+3=8分，仅由发育不良的腺体/融合腺体/筛状腺体组成；或者以形态完好的腺体为主伴少量缺乏腺体分化的成分组成；或者以缺少腺体分化的成分为主伴少量形态完好的腺体组成。

分级分组5：Gleason评分9~10分，缺乏腺体形成结构（或伴坏死），伴或不伴腺体形态发育不良或融合腺体或筛状腺体。

前列腺癌TNM分期和预后分组推荐应用美国癌症联合委员会2017年第8版。详见CACA指南有关章节。

三、人群风险分层

前列腺癌高风险人群定义：预期寿命10年以上且符合下列条件之一的男性，在充分知晓筛查获益和危害后，可结合专科医师建议决定是否进行前列腺癌筛查。

（1）年龄大于或等于60岁。

（2）年龄大于或等于45岁且有前列腺癌家族史。

（3）携带BRCA2基因突变且年龄大于或等于40岁。

而上述高风险人群以外的所有男性定义为一般风险人群。

四、筛查方案

（一）筛查年龄

1.筛查起始时间

建议中国前列腺癌筛查起始年龄为60岁。国内外前列腺癌筛查指南和共识对筛查起始年龄界定尚存差异和争议。多项前列腺癌筛查的随机对照研究集中在50~74岁男性人群中开展。中国目前尚缺乏本土高质量研究证据。GLOBOCAN 2020数据显示，中国男性60岁以下各年龄组（每10岁一个年龄组）前列腺癌发病和死亡率均低于总体发病和死亡水平，60岁以上各年龄组发病和死亡率均呈指数型增加。2000—2014年，我国肿瘤登记地区前列腺癌发病数据显示，2014年标化平均发病年龄为72岁，各年份60岁以上人群发病构成比均超过90%。1990—2017全球疾病负担数据显示，中国前列腺癌年龄别发病率和死亡率在40~80岁年龄组呈指数型增长，且逐年上升，60岁以上年龄组增长速率远高于相对年轻组。针对有前列腺癌家族史的人群可适当提前至45岁，携带*BRCA2*基因突变人群可适当提前至40岁开始筛查。

2.筛查停止时间

考虑中国前列腺癌平均发病年龄和分期偏晚的现状，结合我国前列腺癌筛查实践和70岁以上年龄组发病水平高的情况，并综合国际相关指南建议：

（1）推荐前列腺特异性抗原（prostate specific antigen，PSA）检测水平小于1 ng/mL的60岁及以上男性停止筛查。

（2）推荐年龄大于或等于75岁的男性结合个人健康状况选择是否停止筛查。

（3）推荐预期寿命小于10年者停止筛查。

（二）筛查技术和流程

1.筛查技术

（1）推荐首选PSA检测作为前列腺癌筛查手段，PSA的临界值为4 ng/mL。

（2）不推荐单独使用PET-CT、超声或磁共振MRI进行前列腺癌筛查。

（3）不推荐单独使用直肠指检（digital rectal examination，DRE）进行前列腺癌筛查，推荐DRE在PSA初检阳性时作为辅助检查。

（4）不推荐将前列腺特异性抗原前体（p2PSA）、

p2PSA百分比、前列腺健康指数（prostate health index，PHI）作为前列腺癌筛查常规手段。

2. 筛查流程

（1）前列腺癌筛查流程主要包括高风险人群确定、充分知情同意、血清PSA检测和结果管理，参见图8。

（2）建议所有参加前列腺癌筛查者自愿签署知情同意书。内容至少包括：筛查目的与意义、筛查可获得的益处及不可避免风险、筛查方式与费用、自愿与保密原则、筛查者或委托人签字和签署日期。

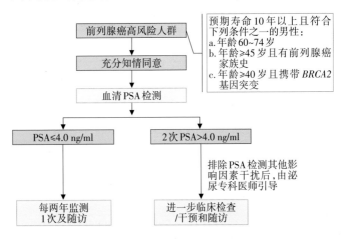

注：BRCA：乳腺癌易感基因；PSA：前列腺特异性抗原

图8　前列腺癌筛查流程

（三）筛查过程质控

（1）负责风险评估人员应在接受前列腺癌筛查相关专业培训后上岗。

（2）前列腺癌筛查需在具有前列腺癌筛查和PSA检测能力医疗机构中进行。

（3）在PSA检测过程中，建议注意以下因素对检测结果的影响：

1）建议先行PSA检测，再进行其他医学检查。特殊情况下，前列腺按摩后至少1周，直肠指诊、膀胱镜检查、导尿等操作后至少48 h再检测PSA水平。

2）如有射精，建议PSA检测至少在射精后24 h进行。

3）如有前列腺炎，建议在炎症消退后数周再检测PSA。

4）如服用对PSA检测结果有影响的药物，建议咨询专科医师。

（4）血液标本。

建议在采集后2~3 h内分离血清并置于2~8 ℃冰箱冷藏，冷藏时间不超过24 h。不能在24 h内检测的标本，建议贮存于−20 ℃冰箱内，需长期保存的标本建议置于−70 ℃冰箱。

（5）PSA连续检测时建议在同一检测系统中进行，以保证测定结果可比性。

（6）建议PSA检测报告至少包括以下信息：

检测项目和实验室名称、本实验室PSA检测参考区间、标本类型和标本采集时间、PSA检测仪器和方法。

（四）筛查组织

不建议对前列腺癌开展无选择性大规模组织性筛查。建议针对高风险人群，在充分知晓筛查获益和危害后，与专科医师共同决策是否进行前列腺癌筛查。

目前国际上以人群为基础利用血清PSA检测为技术手段的前列腺癌筛查尚存争议，并伴随筛查假阳性、过度诊断和过度治疗等问题。与欧美等地区相比，我国人群中高侵袭性和晚期前列腺癌占比较高。结合我国前列腺癌流行特征和实际国情，推荐开展有选择性、基于前列腺癌高风险人群的组织性筛查。同时，针对高风险人群建议在充分知晓筛查获益和危害后，与专科医师共同决定是否进行前列腺癌筛查。

（五）筛查结果管理和随访

1.筛查间隔

推荐已接受筛查且预期寿命10年以上的男性，每2

年接受1次血清PSA检测。英国一项中位随访长达10年的随机对照研究表明，与对照组相比，接受单次PSA检测有利于低风险前列腺癌的检出，但未降低前列腺癌死亡率。而与一次性PSA检测相比，连续筛查可提高整体的灵敏度，并利于后续的治疗，但也引起了过度诊断。一项通过模型预测PSA筛查效果的研究表明，利用微观模拟模型进行PSA筛查策略的效果比较显示，与每年1次筛查相比，隔年1次策略过度诊断率较低（分别为2.4%和3.3%），总检测数量降低59%，假阳性减少50%。一项在哥德堡（筛查间隔2年，人数：4202）和鹿特丹（间隔4年，人数：13301）55~65岁男性中采用不同筛查间隔的随机对照研究结果表明，哥德堡组和鹿特丹组10年前列腺癌累计发病率分别为13.1%和8.4%（$P<0.001$），间期癌的累积发病率为0.74%和0.43%（$P=0.51$），侵袭性间期癌的累积发病率为0.12%和0.11%（$P=0.72$），可见筛查间隔2年对比4年有更高前列腺癌检出率，且间期癌检出率无明显差异；进一步研究结果显示，在55~64岁人群中，对比4年1次的筛查间隔，2年1次筛查组显著降低了43%高危前列腺癌（临床分期大于T3a，N1，或M1；PSA大于20 ng/mL；Gleason总

评分大于或等于8分）发生风险，但也增加了46%低危前列腺癌（临床分期T1c，PSA小于等于10 ng/mL和Gleason小于或等于6分）诊断风险。目前国内缺乏前列腺癌筛查时间间隔的高质量研究证据，结合中国人群基数大而医疗卫生资源相对紧张现况，考虑前列腺癌筛查在各级医疗卫生机构的可操作性，推荐每2年进行1次血清PSA检测。

2. 筛查结果管理

（1）两次血清PSA大于4 ng/mL，排除影响PSA检测水平其他因素干扰后，推荐由泌尿专科医师引导进行进一步临床检查和干预。

（2）血清PSA小于等于4 ng/mL时，建议定期（每2年）监测1次。

血清总PSA大于4 ng/mL为筛查阳性结果，初次PSA检测水平异常者需要复查。对筛查阳性人群的管理，血清总PSA在4~10 ng/mL时，可结合其他标志物指标，如游离PSA百分比、PSA密度、PHI等，由泌尿专科医师决定是否进行进一步临床检查和干预；也可辅助直肠指诊或其他影像学检查等，如直肠指诊或影像学表现异常，由泌尿专科医师决定进一步临床检查和干预，如前列腺穿刺活检等。当血清总 PSA 大于 10 ng/mL 时，符合当前诊疗规范中前列腺穿刺活检指征，可由泌尿专科医师行进一步临床干预。当血清总 PSA 小于或等于 4 ng/mL 时，参考本指南推荐筛查频率，定期监测血清 PSA 水平。

3. 筛查随访

规范化开展大型人群队列终点事件长期随访是前列腺癌筛查工作的重要组成部分。随访人员必须接受随访技术的培训，核心内容包括随访时间、内容、方法、质控要求及评价指标等。前列腺癌筛查者的随访推荐由初检医师或已接受随访技术培训的医务人员对筛查的随访、复查结果进行跟踪。

五、总结

本指南聚焦于我国常见癌症筛查，是由多学科背景的专家团队，按照国内外公认的规范和方法制定而成，适用于我国各级医疗机构的医务工作者进行癌症筛查工作。本指南工作组通过问题调研、证据收集与评价、专家共识等过程，最终形成了基于证据、平衡获益与风险、综合考虑筛查者意愿、卫生经济学与专家经验的推荐意见。本指南可用于在我国开展大规模的癌症组织性筛查，提高我国癌症筛查的同质性和优质性，以期降低常见癌症死亡率、提升人群筛查获益，并最终降低常见癌症治疗成本、提升社会经济效益。

参考文献

1.Zheng R，Zhang S，Zeng H，et al. Cancer incidence and mortality in China，2016. Journal of the National Cancer Center，2022，2（1）：1-9.

2.Zeng H，Chen W，Zheng R，et al. Changing cancer survival in China during 2003-15：a pooled analysis of 17 population-based cancer registries. Lancet Glob Health，2018，6（5）：e555-e567.

3.赫捷，魏文强. 2020中国肿瘤登记年报. 北京：人民卫生出版社，2022.

4.郑荣寿，孙可欣，张思维，等 . 2015年中国恶性肿瘤流行情况分析. 中华肿瘤杂志，2019，41（01）：19-28.

5.代珍，郑荣寿，邹小农，等 . 中国结直肠癌发病趋势分析和预测. 中华预防医学杂志，2012，46（07）：598-603.

6.Allemani C，Matsuda T，Di Carlo V，et al. Global surveillance of trends in cancer survival 2000-14（CONCORD-3）：analysis of individual records for 37 513 025 patients diagnosed with one of 18 cancers from 322 population-based registries in 71 countries. Lancet， 2018，391（10125）：1023-1075.

7. Siegel R L， Miller K D， Goding Sauer A， et al. Colorectal cancer statistics， 2020. CA Cancer J Clin， 2020， 70（3）：145-164.

8. Ferlay J E M， Lam F， Colombet M， et al. Global Cancer Observatory：Cancer Today[EB/OL]. [2020-12]

9. 陈茹，郑荣寿，张思维，等 . 2015年中国食管癌发病和死亡情况分析 . 中华预防医学杂志，2019，53（11）：1094-1097.

10. 孙可欣，郑荣寿，张思维，等 . 2015年中国分地区恶性肿瘤发病和死亡分析 . 中国肿瘤，2019，28（01）：1-11.

11. 周家琛，郑荣寿，张思维，等 . 2000—2015年中国肿瘤登记地区食管癌发病及年龄变化趋势 . 中华肿瘤防治杂志，2020，27（18）：1437-1442.

12. Zeng H， Chen W， Zheng R， et al . Changing cancer survival in China during 2003-15：a pooled analysis of 17 population-based cancer registries. The Lancet Global health， 2018， 6（5）：e555-e567.

13. Duggan M A，Anderson W F，Altekruse S，et al. The Surveillance，Epidemiology， and End Results（SEER） Program and Pathology：Toward Strengthening the Critical Relationship. Am J Surg Pathol，2016，40（12）：e94-e102.

14. Rice T W，Blackstone E H，Rusch V W. 7th edition of the AJCC Cancer Staging Manual：esophagus and esophagogastric junction. Ann Surg Oncol，2010，17（7）：1721-1724.

15. Sung H，Ferlay J，Siegel R L，et al. Global Cancer Statistics 2020：GLOBOCAN Estimates of Incidence and Mortality Worldwide for 36 Cancers in 185 Countries. CA Cancer J Clin，2021，71（3）：209-249.

16. 王少明，郑荣寿，张思维，等. 2015年中国胃癌流行特征分析. 中华流行病学杂志，2019，40（12）：1517-1521.

17. 孙可欣，郑荣寿，张思维，等. 2015年中国分地区恶性肿瘤发病和死亡分析. 中国肿瘤，2019，28（1）：1-11.

18. Ito Y，Miyashiro I，Ishikawa T，et al. Determinant Fac-

tors on Differences in Survival for Gastric Cancer Between the United States and Japan Using Nationwide Databases. J Epidemiol，2021，31（4）：241-248.

19.Jung K W，Won Y J，Kong H J，et al. Cancer Statistics in Korea：Incidence，Mortality，Survival，and Prevalence in 2015. Cancer Res Treat，2018，50（2）：303-316.

20.曾红梅，曹毛毛，郑荣寿，等.2000—2014年中国肿瘤登记地区肝癌发病年龄变化趋势分析.中华预防医学杂志，2018，52（6）：573-578.

21.左婷婷，郑荣寿，曾红梅，等.中国肝癌发病状况与趋势分析.中华肿瘤杂志，2015，37（9）：691-696.

22.郑荣寿，左婷婷，曾红梅，等.中国肝癌死亡状况与生存分析.中华肿瘤杂志，2015，37（9）：697-702.

23.顾秀瑛，郑荣寿，张思维，等.2000—2014年中国肿瘤登记地区前列腺癌发病趋势及年龄变化分析.中华预防医学杂志，2018，52（6）：586-592.

24.Chen W，Zheng R，Baade P D，et al. Cancer Statistics in China，2015. Ca-a Cancer Journal for Clinicians，2016，66（2）：115-132.

25. 叶定伟，朱耀. 中国前列腺癌的流行病学概述和启示. 中华外科杂志，2015，53（4）：249-252.

26. National Cancer Institute. The Surveillance， Epidemiology， and End Results （SEER） Program. [EB / OL]. [2022-10-09]

27. Ordonez-Mena J M，Schottker B，Mons U，et al. Quantification of the smoking-associated cancer risk with rate advancement periods：meta-analysis of individual participant data from cohorts of the CHANCES consortium. BMC Med，2016，14：62-67.

28. Nordlund L A，Carstensen J M，Pershagen G. Are male and female smokers at equal risk of smoking-related cancer：evidence from a Swedish prospective study. Scand J Public Health，1999，27（1）：56-62.

29. Sheng L，Tu J W，Tian J H，et al. A meta-analysis of the relationship between environmental tobacco smoke and lung cancer risk of nonsmoker in China. Medicine，2018，97（28）：e11389.

30. Zhang X，Jiang N，Wang L，et al. Chronic obstructive pulmonary disease and risk of lung cancer：a meta-anal-

ysis of prospective cohort studies. Oncotarget，2017，8
（44）：78044-78056.

31. Ngamwong Y，Tangamornsuksan W，Lohitnavy O，et
al. Additive Synergism between Asbestos and Smoking in
Lung Cancer Risk： A Systematic Review and Meta-
Analysis. PLoS One，2015，10（8）：e0135798.

32. Li C，Wang C，Yu J，et al. Residential Radon and His-
tological Types of Lung Cancer： A Meta-Analysis of
Case－Control Studies. International journal of environ-
mental research and public health，2020，17（4）：
1457.

33. Deng Y，Wang M，Tian T，et al. The Effect of Hexava-
lent Chromium on the Incidence and Mortality of Human
Cancers： A Meta-Analysis Based on Published Epide-
miological Cohort Studies. Front Oncol，2019，（9）：
24.

34. Chen C，Xun P，Nishijo M，et al. Cadmium exposure
and risk of lung cancer： a meta-analysis of cohort and
case-control studies among general and occupational
populations. J Expo Sci Environ Epidemiol，2016，26

（5）：437-444.

35.Poinen-Rughooputh S，Rughooputh M S，Guo Y，et al．Occupational exposure to silica dust and risk of lung cancer：an updated meta-analysis of epidemiological studies. BMC Public Health，2016，16（1）：1137.

36.Zhao Y，Wang S，Aunan K，et al．Air pollution and lung cancer risks in China-a meta-analysis. Science of the Total Environment，2006，366（2-3）：500-513.

37.Cannon-Albright L A，Carr S R，Akerley W. Population-Based Relative Risks for Lung Cancer Based on Complete Family History of Lung Cancer. J Thorac Oncol，2019，14（7）：1184-1191.

38.杨欣，林冬梅.2015版WHO肺癌组织学分类变化及其临床意义.中国肺癌杂志，2016，19（06）：332-336.

39.Travis W D，Brambilla E，Burke A P，et al. WHO classification of tumours of the lung，pleura，thymus and heart. 4th ed. Lyon：International Agency for Research on Cancer，2015.

40.Zheng R，Zeng H，Zuo T，et al. Lung cancer incidence

and mortality in China, 2011. Thorac Cancer, 2016, 7 (1): 94-99.

41. Wood D E, Kazerooni E A, Aberle D, et al. Lung cancer screening, NCCN Guidelines, version 1.[2022-10-09][EB/OL]. https: //www.nccn.org/

42. Manser R, Lethaby A, Irving L B, et al. Screening for lung cancer. Cochrane Database Syst Rev, 2013, 2013 (6): Cd001991.

43. Siddig A, Tada T D, SN M N, et al. The Unique Biology behind the Early Onset of Breast Cancer. Genes (Basel), 2021, 12 (3): 372.

44. Kashyap D, Pal D, Sharma R, et al. Global Increase in Breast Cancer Incidence: Risk Factors and Preventive Measures. Biomed Res Int, 2022, (2022): 9605439.

45. Alaofi R, Nassif M, Al-Hajeili M. Prophylactic mastectomy for the prevention of breast cancer: Review of the literature. Avicenna J Med, 2018, 8 (3): 67-77.

46. WHO Classification of Tumors Editorial Board. WHO classification of tumours of tumors series, Breast tumors. 5th ed. Lyon (France): International Agency for

Research on Cancer，2019.

47. 中国抗癌协会，国家肿瘤临床医学研究中心.中国女性乳腺癌筛查指南.中国肿瘤临床，2019，46（9）：430-432.

48. 中国抗癌协会.乳腺癌诊治指南与规范（2019年版）.中国癌症杂志，2019，29（08）：609-680.

49. Amin M B，Edge S B，Greene F L，et al. AJCC Cancer Staging Manual 8 edition. New York：Springer Cham，2017.

50. Leung G M，Thach T Q，Lam T H，et al. Trends in breast cancer incidence in Hong Kong between 1973 and 1999：an age-period-cohort analysis. Br J Cancer，2002，87（9）：982-988.

51. Minami Y，Tsubono Y，Nishino Y，et al. The increase of female breast cancer incidence in Japan：emergence of birth cohort effect. Int J Cancer，2004，108（6）：901-906.

52. Phi X A，Houssami N，Hooning M J，et al. Accuracy of screening women at familial risk of breast cancer without a known gene mutation：Individual patient data me-

ta-analysis. Eur J Cancer, 2017, （85）: 31-38.

53. Monticciolo D L, Newell M S, Moy L, et al. Breast Cancer Screening in Women at Higher -Than-Average Risk: Recommendations From the ACR. J Am Coll Radiol, 2018, 15 （3 Pt A）: 408-414.

54. Baglietto L, Jenkins M A, Severi G, et al. Measures of familial aggregation depend on definition of family history: meta-analysis for colorectal cancer. Journal of clinical epidemiology, 2006, 59 （2）: 114-124.

55. Butterworth A S, Higgins J P, Pharoah P. Relative and absolute risk of colorectal cancer for individuals with a family history: a meta-analysis. Eur J Cancer, 2006, 42 （2）: 216-227.

56. Johnson C M, Wei C, Ensor J E, et al. Meta-analyses of colorectal cancer risk factors. Cancer causes & control: CCC, 2013, 24 （6）: 1207-1222.

57. Mehraban Far P, Alshahrani A, Yaghoobi M. Quantitative risk of positive family history in developing colorectal cancer: A meta -analysis. World J Gastroenterol, 2019, 25 （30）: 4278-4291.

58. Roos V H, Mangas-Sanjuan C, Rodriguez-Girondo M, et al. Effects of Family History on Relative and Absolute Risks for Colorectal Cancer: A Systematic Review and Meta-Analysis. Clinical gastroenterology and hepatology: the official clinical practice journal of the American Gastroenterological Association, 2019, 17 (13): 2657-2667.

59. Wong M C S, Chan C H, Lin J, et al. Lower Relative Contribution of Positive Family History to Colorectal Cancer Risk with Increasing Age: A Systematic Review and Meta-Analysis of 9.28 Million Individuals. The American journal of gastroenterology, 2018, 113 (12): 1819-1827.

60. Jess T, Rungoe C, Peyrin-Biroulet L. Risk of colorectal cancer in patients with ulcerative colitis: a meta-analysis of population-based cohort studies. Clinical gastroenterology and hepatology: the official clinical practice journal of the American Gastroenterological Association, 2012, 10 (6): 639-645.

61. Lutgens M W, van Oijen M G, van der Heijden G J, et

al. Declining risk of colorectal cancer in inflammatory bowel disease: an updated meta-analysis of population-based cohort studies. Inflammatory bowel diseases, 2013, 19 (4): 789-799.

62. Castaño-Milla C, Chaparro M, Gisbert J P. Systematic review with meta-analysis: the declining risk of colorectal cancer in ulcerative colitis. Alimentary pharmacology & therapeutics, 2014, 39 (7): 645-659.

63. Bopanna S, Ananthakrishnan A N, Kedia S, et al. Risk of colorectal cancer in Asian patients with ulcerative colitis: a systematic review and meta-analysis. The lancet Gastroenterology & hepatology, 2017, 2 (4): 269-276.

64. Olén O, Erichsen R, Sachs M C, et al. Colorectal cancer in Crohn's disease: a Scandinavian population-based cohort study. The lancet Gastroenterology & hepatology, 2020, 5 (5): 475-84.

65. Schwingshackl L, Schwedhelm C, Hoffmann G, et al. Food groups and risk of colorectal cancer. Int J Cancer, 2018, 142 (9): 1748-1758.

66. WCRF/AIRC. Diet，nutrition，physical activity and cancer：a global perspective：a summary of the Third Expert Report. World Cancer Research Fund International，2018.

67. Händel M N，Rohde J F，Jacobsen R，et al. Processed meat intake and incidence of colorectal cancer：a systematic review and meta-analysis of prospective observational studies. European journal of clinical nutrition，2020，74（8）：1132-1148.

68. Yuhara H，Steinmaus C，Cohen S E，et al. Is diabetes mellitus an independent risk factor for colon cancer and rectal cancer?. The American journal of gastroenterology，2011，106（11）：1911-21；quiz 1922.

69. Deng L，Gui Z，Zhao L，et al. Diabetes mellitus and the incidence of colorectal cancer：an updated systematic review and meta-analysis. Digestive diseases and sciences，2012，57（6）：1576-1585.

70. Krämer H U，Schöttker B，Raum E，et al. Type 2 diabetes mellitus and colorectal cancer：meta-analysis on sex-specific differences. Eur J Cancer，2012，48（9）：

1269-1282.

71. Luo W，Cao Y，Liao C，et al. Diabetes mellitus and the incidence and mortality of colorectal cancer：a meta-analysis of 24 cohort studies. Colorectal disease：the official journal of the Association of Coloproctology of Great Britain and Ireland，2012，14（11）：1307-1312.

72. De Bruijn K M，Arends L R，Hansen B E，et al. Systematic review and meta-analysis of the association between diabetes mellitus and incidence and mortality in breast and colorectal cancer. The British journal of surgery，2013，100（11）：1421-1429.

73. Wu L，Yu C，Jiang H，et al. Diabetes mellitus and the occurrence of colorectal cancer：an updated meta-analysis of cohort studies. Diabetes technology & therapeutics，2013，15（5）：419-427.

74. Huang Y，Cai X，Qiu M，et al. Prediabetes and the risk of cancer：a meta-analysis. Diabetologia，2014，57（11）：2261-2269.

75. Chen Y，Wu F，Saito E，et al. Association between

type 2 diabetes and risk of cancer mortality: a pooled analysis of over 771, 000 individuals in the Asia Cohort Consortium. Diabetologia, 2017, 60 (6): 1022-1032.

76.Pan X F, He M, Yu C, et al. Type 2 Diabetes and Risk of Incident Cancer in China: A Prospective Study Among 0.5 Million Chinese Adults. American journal of epidemiology, 2018, 187 (7): 1380-1391.

77.Freisling H, Arnold M, Soerjomataram I, et al. Comparison of general obesity and measures of body fat distribution in older adults in relation to cancer risk: meta-analysis of individual participant data of seven prospective cohorts in Europe. Br J Cancer, 2017, 116 (11): 1486-1497.

78.Kyrgiou M, Kalliala I, Markozannes G, et al. Adiposity and cancer at major anatomical sites: umbrella review of the literature. BMJ (Clinical research ed), 2017, (356): j477.

79.Abar L, Vieira A R, Aune D, et al. Height and body fatness and colorectal cancer risk: an update of the WCRF-AICR systematic review of published prospective studies. European journal of nutrition, 2018, 57 (5): 1701-1720.

80. Fang X, Wei J, He X, et al. Quantitative association between body mass index and the risk of cancer: A global Meta-analysis of prospective cohort studies. Int J Cancer, 2018, 143 (7): 1595-1603.

81. Botteri E, Iodice S, Bagnardi V, et al. Smoking and colorectal cancer: a meta-analysis. Jama, 2008, 300 (23): 2765-2778.

82. Huxley R R, Ansary-Moghaddam A, Clifton P, et al. The impact of dietary and lifestyle risk factors on risk of colorectal cancer: a quantitative overview of the epidemiological evidence. Int J Cancer, 2009, 125 (1): 171-180.

83. Liang P S, Chen T Y, Giovannucci E. Cigarette smoking and colorectal cancer incidence and mortality: systematic review and meta-analysis. Int J Cancer, 2009, 124 (10): 2406-2415.

84. Tsoi K K, Pau C Y, Wu W K, et al. Cigarette smoking and the risk of colorectal cancer: a meta-analysis of pro-

spective cohort studies. Clinical gastroenterology and hepatology: the official clinical practice journal of the American Gastroenterological Association, 2009, 7 (6): 682–688.e1–5.

85. Chen K, Jiang Q, Ma X, et al. Alcohol drinking and colorectal cancer: a population–based prospective cohort study in China. European journal of epidemiology, 2005, 20 (2): 149–154.

86. Choi Y J, Myung S K, Lee J H. Light Alcohol Drinking and Risk of Cancer: A Meta–Analysis of Cohort Studies. Cancer Res Treat, 2018, 50 (2): 474–487.

87. McNabb S, Harrison T A, Albanes D, et al. Meta-analysis of 16 studies of the association of alcohol with colorectal cancer. Int J Cancer, 2020, 146 (3): 861–873.

88. Emilsson L, Holme Ø, Bretthauer M, et al. Systematic review with meta–analysis: the comparative effectiveness of aspirin vs. screening for colorectal cancer prevention. Alimentary pharmacology & therapeutics, 2017, 45 (2): 193–204.

89. Qiao Y, Yang T, Gan Y, et al. Associations between aspirin use and the risk of cancers: a meta-analysis of observational studies. BMC cancer, 2018, 18 (1): 288.

90. Veettil S K, Jinatongthai P, Nathisuwan S, et al. Efficacy and safety of chemopreventive agents on colorectal cancer incidence and mortality: systematic review and network meta-analysis. Clinical epidemiology, 2018, (10): 1433-1445.

91. Bosetti C, Santucci C, Gallus S, et al. Aspirin and the risk of colorectal and other digestive tract cancers: an updated meta-analysis through 2019. Annals of oncology: official journal of the European Society for Medical Oncology, 2020, 31 (5): 558-568.

92. Flossmann E, Rothwell P M. Effect of aspirin on long-term risk of colorectal cancer: consistent evidence from randomised and observational studies. Lancet, 2007, 369 (9573): 1603-1613.

93. Vieira A R, Abar L, Chan D S M, et al. Foods and beverages and colorectal cancer risk: a systematic review

and meta-analysis of cohort studies, an update of the evidence of the WCRF-AICR Continuous Update Project. Annals of oncology: official journal of the European Society for Medical Oncology, 2017, 28 (8): 1788-1802.

94. Gianfredi V, Salvatori T, Villarini M, et al. Is dietary fibre truly protective against colon cancer? A systematic review and meta-analysis. International journal of food sciences and nutrition, 2018, 69 (8): 904-915.

95. Ma Y, Hu M, Zhou L, et al. Dietary fiber intake and risks of proximal and distal colon cancers: A meta-analysis. Medicine (Baltimore), 2018, 97 (36): e11678.

96. Gianfredi V, Nucci D, Salvatori T, et al. Rectal Cancer: 20% Risk Reduction Thanks to Dietary Fibre Intake. Systematic Review and Meta-Analysis. Nutrients, 2019, 11 (7): 1579.

97. Oh H, Kim H, Lee D H, et al. Different dietary fibre sources and risks of colorectal cancer and adenoma: a dose-response meta-analysis of prospective studies. The British journal of nutrition, 2019, 122 (6): 605-615.

98. Moore S C，Lee I M，Weiderpass E，et al. Association of Leisure-Time Physical Activity With Risk of 26 Types of Cancer in 1.44 Million Adults. JAMA internal medicine，2016，176（6）：816-825.

99. Shaw E，Farris M S，Stone C R，et al. Effects of physical activity on colorectal cancer risk among family history and body mass index subgroups：a systematic review and meta-analysis. BMC cancer，2018，18（1）：71.

100. Hidayat K，Zhou H J，Shi B M. Influence of physical activity at a young age and lifetime physical activity on the risks of 3 obesity-related cancers：systematic review and meta-analysis of observational studies. Nutrition reviews，2020，78（1）：1-18.

101. Nagtegaal I D，Odze R D，Klimstra D，et al. The 2019 WHO classification of tumours of the digestive system. Histopathology，2020，76（2）：182-188.

102. Amin M B，Edge S B，Greene F L，et al. AJCC cancer staging manual eighth edition. New York：Springer，2017.

103. 中华医学会消化内镜学分会肠道学组．中国早期大肠癌内镜诊治共识意见.中华消化内镜杂志，2008，25（12）：617-620.

104.周平红，蔡明琰，姚礼庆.消化道黏膜病变内镜黏膜下剥离术治疗专家共识.中华胃肠外科杂志，2012，15（10）：1083-1086.

105.中华人民共和国国家卫生健康委员会.中国结直肠癌诊疗规范（2020版）.中华消化外科杂志，2020，19（6）：563-588.

106.冉进军，韩乐飞，杨晓妍，等.食管癌危险饮食因素的Meta分析.中国慢性病预防与控制，2014，22（6）：644-647.

107.汪求真，周晓彬，滕洪松，等.中国人群饮食因素与食管癌Meta分析.中国肿瘤，2007，16（1）：3-7.

108.Chen T，Cheng H，Chen X，et al. Family history of esophageal cancer increases the risk of esophageal squamous cell carcinoma. Sci Rep，2015，（5）：16038.

109.World Cancer Research Fund / American Institute for Cancer Research. Diet，Nutrition，Physical Activity and Cancer：a Global Perspective. Continuous Update

Project Expert Report 2018. Washington DC：AICR，2018.

110. Prabhu A，Obi K O，Rubenstein J H. Systematic review with meta-analysis：race-specific effects of alcohol and tobacco on the risk of oesophageal squamous cell carcinoma. Alimentary pharmacology & therapeutics，2013，38（10）：1145-1155.

111. 廖震华，田俊. 吸烟与食管癌发病关系的Meta分析. 数理医药学杂志，2009，22（06）：675-679.

112. Chen Z M，Peto R，Iona A，et al. Emerging tobacco-related cancer risks in China：A nationwide，prospective study of 0.5 million adults. Cancer，2015，121 Suppl 17（Suppl 17）：3097-3106.

113. Sun L，Zhang Z，Xu J，et al. Dietary fiber intake reduces risk for Barrett's esophagus and esophageal cancer. Crit Rev Food Sci Nutr，2017，57（13）：2749-2757.

114. Liu J，Wang J，Leng Y，et al. Intake of fruit and vegetables and risk of esophageal squamous cell carcinoma：a meta-analysis of observational studies. Int J Cancer，

2013，133（2）：473-485.

115. Li B，Jiang G，Zhang G，et al. Intake of vegetables and fruit and risk of esophageal adenocarcinoma：a meta-analysis of observational studies. European journal of nutrition，2014，53（7）：1511-1521.

116. Li Q，Cui L，Tian Y，et al. Protective Effect of Dietary Calcium Intake on Esophageal Cancer Risk：A Meta-Analysis of Observational Studies. Nutrients，2017，9（5）：510.

117. 国家卫生健康委员会 . 食管癌诊疗规范（2018 年版）. 中华消化病与影像杂志（电子版），2019，9（4）：158-192.

118. 中国临床肿瘤学会指南工作委员会 . 食管癌诊疗指南（2020 年版）. 北京：人民卫生出版社，2020.

119. 国家消化内镜专业质控中心，国家消化系疾病临床医学研究中心（上海），国家消化道早癌防治中心联盟，等 . 中国早期食管癌及癌前病变筛查专家共识意见 . 中华消化内镜杂志，2019，36（11）：793-801.

120. Qumseya B，Sultan S，Bain P，et al. ASGE guideline

on screening and surveillance of Barrett's esophagus. Gastrointest Endosc，2019，90（3）：335-59.e2.

121. Wang G Q，Abnet C C，Shen Q，et al. Histological precursors of oesophageal squamous cell carcinoma：results from a 13 year prospective follow up study in a high risk population. Gut，2005，54（2）：187-192.

122. Wei W Q，Hao C Q，Guan C T，et al. Esophageal Histological Precursor Lesions and Subsequent 8.5-Year Cancer Risk in a Population-Based Prospective Study in China. The American journal of gastroenterology，2020，115（7）：1036-1044.

123. 中华医学会消化内镜学分会，中国抗癌协会肿瘤内镜专业委员会.中国早期食管癌筛查及内镜诊治专家共识意见.中国实用内科杂志，2015，35（04）：320-337.

124. Chen W，Zheng R，Zhang S，et al. Esophageal cancer incidence and mortality in China，2010. Thorac Cancer，2014，5（4）：343-348.

125. 国家癌症中心.2019中国肿瘤登记年报.北京：人民卫生出版社，2021.

126. Gruner M，Denis A，Masliah C，et al. Narrow-band imaging versus Lugol chromoendoscopy for esophageal squamous cell cancer screening in normal endoscopic practice： Randomized controlled trial. Endoscopy，2021，53（7）：674-682.

127. 林振威，陈冬云，杜荣国，等. 窄带成像内镜在消化道早癌及癌前病变筛查中的诊断价值. 中国当代医药，2021，28（15）：120-122.

128. Protano M A，Xu H，Wang G，et al. Low-Cost High-Resolution Microendoscopy for the Detection of Esophageal Squamous Cell Neoplasia： An International Trial. Gastroenterology，2015，149（2）：321-329.

129. Li B，Cai S L，Tan W M，et al. Comparative study on artificial intelligence systems for detecting early esophageal squamous cell carcinoma between narrow-band and white-light imaging. World J Gastroenterol，2021，27（3）：281-293.

130. McGoran J，Bennett A，Cooper J，et al. Acceptability to patients of screening disposable transnasal endoscopy： qualitative interview analysis. BMJ open，2019，9

（12）：e030467.

131.Sami S S, Iyer P G, Pophali P, et al. Acceptability, Accuracy, and Safety of Disposable Transnasal Capsule Endoscopy for Barrett's Esophagus Screening. Clinical gastroenterology and hepatology: the official clinical practice journal of the American Gastroenterological Association, 2019, 17（4）：638-646.e1.

132.Kawamura T, Wada H, Sakiyama N, et al. Examination time as a quality indicator of screening upper gastrointestinal endoscopy for asymptomatic examinees. Dig Endosc, 2017, 29（5）：569-575.

133.Park J M, Huo S M, Lee H H, et al. Longer Observation Time Increases Proportion of Neoplasms Detected by Esophagogastroduodenoscopy. Gastroenterology, 2017, 153（2）：460-469.e1.

134.Bisschops R, Areia M, Coron E, et al. Performance measures for upper gastrointestinal endoscopy: a European Society of Gastrointestinal Endoscopy（ESGE）Quality Improvement Initiative. Endoscopy, 2016, 48（9）：843-864.

135. Chiu P W Y，Uedo N，Singh R，et al. An Asian consensus on standards of diagnostic upper endoscopy for neoplasia. Gut，2019，68（2）：186-197.

136. Ishihara R，Takeuchi Y，Chatani R，et al. Prospective evaluation of narrow -band imaging endoscopy for screening of esophageal squamous mucosal high-grade neoplasia in experienced and less experienced endoscopists. Dis Esophagus，2010，23（6）：480-486.

137. Bergman J，de Groof A J，Pech O，et al. An Interactive Web-Based Educational Tool Improves Detection and Delineation of Barrett's Esophagus-Related Neoplasia. Gastroenterology，2019，156（5）：1299-1308.e3.

138. Ward S T，Hancox A，Mohammed M A，et al. The learning curve to achieve satisfactory completion rates in upper GI endoscopy：an analysis of a national training database. Gut，2017，66（6）：1022-1033.

139. 国家卫生健康委员会. 消化内镜诊疗技术临床应用管理规范（2019年版）[EB/OL]. [2019-12-12]

140. Dekker E，Houwen B，Puig I，et al. Curriculum for

optical diagnosis training in Europe： European Society of Gastrointestinal Endoscopy （ESGE） Position Statement. Endoscopy， 2020， 52 （10）： 899-923.

141.Xia R， Li H， Shi J， et al. Cost-effectiveness of risk-stratified endoscopic screening for esophageal cancer in high-risk areas of China： a modeling study. Gastrointest Endosc， 2022， 95 （2）： 225-235.e20.

142.中国抗癌协会食管癌专业委员会，中国下咽与食管癌协同诊疗工作组.下咽与食管多原发癌筛查诊治中国专家共识.中华外科杂志，2020，58（8）：589-595.

143.Sharma P， Katzka D A， Gupta N， et al. Quality indicators for the management of Barrett's esophagus， dysplasia， and esophageal adenocarcinoma： international consensus recommendations from the American Gastroenterological Association Symposium. Gastroenterology， 2015， 149 （6）： 1599-1606.

144. Hirota W K， Zuckerman M J， Adler D G， et al. ASGE guideline： the role of endoscopy in the surveillance of premalignant conditions of the upper GI tract.

Gastrointest Endosc，2006，63（4）：570-580.

145.Shaheen N J，Falk G W，Iyer P G，et al. ACG Clinical Guideline：Diagnosis and Management of Barrett's Esophagus. The American journal of gastroenterology，2016，111（1）：30-50.

146. Rubenstein J H，Inadomi J M. Cost-Effectiveness of Screening，Surveillance，and Endoscopic Eradication Therapies for Managing the Burden of Esophageal Adenocarcinoma. Gastrointestinal endoscopy clinics of North America，2021，31（1）：77-90.

147.Park C H，Yang D H，Kim J W，et al. Clinical practice guideline for endoscopic resection of early gastrointestinal cancer. Intest Res，2021，19（2）：127-157.

148.Pimentel-Nunes P，Dinis-Ribeiro M，Ponchon T，et al. Endoscopic submucosal dissection：European Society of Gastrointestinal Endoscopy（ESGE）Guideline. Endoscopy，2015，47（9）：829-854.

149.Saligram S，Chennat J，Hu H，et al. Endotherapy for superficial adenocarcinoma of the esophagus：an American experience. Gastrointest Endosc，2013，77（6）：

872-876.

150.Lada M J，Watson T J，Shakoor A，et al. Eliminating a need for esophagectomy：endoscopic treatment of Barrett esophagus with early esophageal neoplasia. Semin Thorac Cardiovasc Surg，2014，26（4）：274-284.

151.Oliphant Z，Snow A，Knight H，et al. Endoscopic re-section with or without mucosal ablation of high grade dysplasia and early oesophageal adenocarcinoma--long term follow up from a regional UK centre. Int J Surg，2014，12（11）：1148-1150.

152.Strauss A C，Agoston A T，Dulai P S，et al. Radiofre-quency ablation for Barrett's-associated intramucosal carcinoma：a multi-center follow-up study. Surg En-dosc，2014，28（12）：3366-3372.

153.Wang W L，Chang I W，Chang C Y，et al. Circumfer-ential balloon-based radiofrequency ablation for ul-tralong and extensive flat esophageal squamous neopla-sia. Gastrointest Endosc，2014，80（6）：1185-1189.

154.张月明，贺舜，吕宁，等.内镜下射频消融术治疗范围广泛的 0-Ⅱb 型早期食管鳞状细胞癌及癌前病变的临床效果. 中华消化内镜杂志, 2015, 32 (9): 586-590.

155. Sgourakis G, Gockel I, Lang H. Endoscopic and surgical resection of T1a/T1b esophageal neoplasms: a systematic review. World J Gastroenterol, 2013, 19 (9): 1424-1437.

156. Wu J, Pan Y M, Wang T T, et al. Endotherapy versus surgery for early neoplasia in Barrett's esophagus: a meta-analysis. Gastrointest Endosc, 2014, 79 (2): 233-241 e2.

157. Kitagawa Y, Uno T, Oyama T, et al. Esophageal cancer practice guidelines 2017 edited by the Japan esophageal society: part 2. Esophagus, 2019, 16 (1): 25-43.

158. 令狐恩强, 冯佳, 马晓冰, 等. 内镜下射频消融术治疗食管和胃低级别上皮内瘤变的临床研究. 中华胃肠内镜电子杂志, 2015, 2 (1): 14-17.

159. 国家消化内镜专业质控中心, 国家消化系疾病临床医学研究中心 (上海), 国家消化道早癌防治中心联盟，等.中国食管鳞癌癌前状态及癌前病变诊治策略专家共识.中华消化内镜杂志，2020，37（12）：853-867.

160.Weusten B，Bisschops R，Coron E，et al. Endoscopic management of Barrett's esophagus：European Society of Gastrointestinal Endoscopy（ESGE）Position Statement. Endoscopy，2017，49（2）：191-198.

161.Sharma P，Shaheen N J，Katzka D，et al. AGA Clinical Practice Update on Endoscopic Treatment of Barrett's Esophagus With Dysplasia and/or Early Cancer：Expert Review. Gastroenterology，2020，158（3）：760-769.

162.Fitzgerald R C，di Pietro M，Ragunath K，et al. British Society of Gastroenterology guidelines on the diagnosis and management of Barrett's oesophagus. Gut，2014，63（1）：7-42.

163.Fock K M，Talley N，Moayyedi P，et al. Asia-Pacific consensus guidelines on gastric cancer prevention. J Gastroenterol Hepatol，2008，23（3）：351-365.

164.Yang L. Incidence and mortality of gastric cancer in China. World J Gastroenterol，2006，12（1）：17-20.

165.陈万青，孙可欣，郑荣寿，等.2014年中国分地区恶性肿瘤发病和死亡分析.中国肿瘤，2018，27（1）：1-14.

166.赫捷，陈万青.2012中国肿瘤登记年报.北京：军事医学科学出版社，2012.

167.Cubiella J，Pérez Aisa Á，Cuatrecasas M，et al. Gastric cancer screening in low incidence populations：Position statement of AEG，SEED and SEAP. Gastroenterol Hepatol，2021，44（1）：67-86.

168.Santaballa A，Pinto Á，Balanyà R P，et al. SEOM clinical guideline for secondary prevention （2019）. Clin Transl Oncol，2020，22（2）：187-192.

169.国家消化系统疾病临床医学研究中心，中华医学会消化内镜学分会，中华医学会健康管理学分会，等.中国早期胃癌筛查流程专家共识意见（草案）.胃肠病学，2018，23（2）：92-97.

170.Leung W K，Wu M-s，Kakugawa Y，et al. Screening for gastric cancer in Asia：current evidence and practice. Lancet Oncol，2008，9（3）：279-287.

171. Hamashima C. Update version of the Japanese Guidelines for Gastric Cancer Screening. Jpn J Clin Oncol，2018，48（7）：673-683.

172. 陈万青，李霓，石菊芳，等. 中国城市癌症早诊早治项目进展. 中国肿瘤，2019，28（1）：23-25.

173. Park H A，Nam S Y，Lee S K，et al. The Korean guideline for gastric cancer screening. jkma，2015，58（5）：373-384.

174. National cancer control programs in Korea. J Korean Med Sci，2007，22 Suppl（Suppl）：S3-4.

175. Liou J M，Malfertheiner P，Lee Y C，et al. Screening and eradication of for gastric cancer prevention： the Taipei global consensus. Gut，2020，69（12）：2093-2112.

176. Yoshida T，Kato J，Inoue I，et al. Cancer development based on chronic active gastritis and resulting gastric atrophy as assessed by serum levels of pepsinogen and Helicobacter pylori antibody titer. Int J Cancer，2014，134（6）：1445-1457.

177. Banks M，Graham D，Jansen M，et al. British Society

of Gastroenterology guidelines on the diagnosis and management of patients at risk of gastric adenocarcinoma. Gut, 2019, 68 (9): 1545-1575.

178. Yao K, Nagahama T, Matsui T, et al. Detection and characterization of early gastric cancer for curative endoscopic submucosal dissection. Dig Endosc, 2013, 25 Suppl 1: 44-54.

179. Yao K. The endoscopic diagnosis of early gastric cancer. Ann Gastroenterol, 2013, 26 (1): 11-22.

180. Hiki N, Kurosaka H, Tatsutomi Y, et al. Peppermint oil reduces gastric spasm during upper endoscopy: a randomized, double-blind, double-dummy controlled trial. Gastrointest Endosc, 2003, 57 (4): 475-482.

181. Bisschops R, Areia M, Coron E, et al. Performance measures for upper gastrointestinal endoscopy: a European Society of Gastrointestinal Endoscopy (ESGE) Quality Improvement Initiative. Endoscopy, 2016, 48 (9): 843-864.

182. Yao K, Uedo N, Kamada T, et al. Guidelines for en-

doscopic diagnosis of early gastric cancer. Dig Endosc，
2020，32（5）：663-698.

183.Zhang Q，Chen ZY，Chen Cd，et al. Training in early gastric cancer diagnosis improves the detection rate of early gastric cancer：an observational study in China. Medicine（Baltimore），2015，94（2）：e384.

184.Ajani J A，D'Amico T A，Almhanna K，et al. Gastric Cancer， Version 3.2016， NCCN Clinical Practice Guidelines in Oncology. J Natl Compr Canc Netw，2016，14（10）：1286-1312.

185.日本胃癌學會.胃癌治療ガイドライン.6版 ed.东京：金原出版株式会社，2021.

186.中华医学会外科学分会胃肠学组，中国医师协会外科医师分会肿瘤外科学组，中国医师学会外科医师分会上消化道学组，等.中国胃癌保功能手术外科专家共识（2021版）.中华胃肠外科杂志，2021，24（5）：377-382.

187.国家卫生健康委员会.胃癌诊疗指南（2022年版）[EB/OL].[2022-4-11]

188.Sung J K. Diagnosis and management of gastric dysplasia. Korean J Intern Med，2016，31（2）：201-209.

189.国家消化系疾病临床医学研究中心，国家消化道早癌防治中心联盟，中华医学会消化病学分会幽门螺杆菌学组，等. 中国胃黏膜癌前状态及病变的处理策略专家共识（2020）. 中华消化内镜杂志，2020，37（11）：769-780.

190.Pimentel-Nunes P，Libânio D，Marcos-Pinto R，et al. Management of epithelial precancerous conditions and lesions in the stomach（MAPS II）：European Society of Gastrointestinal Endoscopy（ESGE），European Helicobacter and Microbiota Study Group（EHM-SG），European Society of Pathology（ESP），and Sociedade Portuguesa de Endoscopia Digestiva（SPED）guideline update 2019. Endoscopy，2019，51（4）：365-388.

191.Villanueva A. Hepatocellular Carcinoma. N Engl J Med，2019，380（15）：1450-1462.

192.Maucort-Boulch D，de Martel C，Franceschi S，et al. Fraction and incidence of liver cancer attributable to hepatitis B and C viruses worldwide. Int J Cancer，

2018，142（12）：2471-2477.

193.Wang M，Wang Y，Feng X，et al. Contribution of hepatitis B virus and hepatitis C virus to liver cancer in China north areas：Experience of the Chinese National Cancer Center. International Journal of Infectious Diseases，2017，（65）：15-21.

194.Hassan M M，Hwang L Y，Hatten C J，et al. Risk factors for hepatocellular carcinoma：synergism of alcohol with viral hepatitis and diabetes mellitus. Hepatology（Baltimore，Md），2002，36（5）：1206-1213.

195.Yu M W，Lin C L，Liu C J，et al. Influence of Metabolic Risk Factors on Risk of Hepatocellular Carcinoma and Liver-Related Death in Men With Chronic Hepatitis B：A Large Cohort Study. Gastroenterology，2017，153（4）：1006-1017.e5.

196. Global Burden of Disease Liver Cancer Collaboration，Akinyemiju T，Abera S，et al. The Burden of Primary Liver Cancer and Underlying Etiologies From 1990 to 2015 at the Global，Regional，and National Level：Results From the Global Burden of Disease Study 2015.

JAMA Oncol，2017，3（12）：1683-1691.

197.Wang X，Lin S X，Tao J，et al. Study of liver cirrhosis over ten consecutive years in Southern China. World J Gastroenterol，2014，20（37）：13546-13555.

198.WHO Classification of Tumours Editorial Board. Digestive system tumours. Lyon：International Agency for Research on Cancer，2019.

199.中华人民共和国国家卫生健康委员会医政医管局.原发性肝癌诊疗指南（2022年版）.中华肝脏病杂志，2022，30（4）：367-388.

200.朱广志，严律南，彭涛.中国《原发性肝癌诊疗指南（2022年版）》与《BCLC预后预测和治疗推荐策略（2022年版）》的解读.中国普外基础与临床杂志，2022，29（4）：434-439.

201.Reig M，Forner A，Rimola J，et al. BCLC strategy for prognosis prediction and treatment recommendation：The 2022 update. J Hepatol，2022，76（3）：681-693.

202.Atiq O，Tiro J，Yopp A C，et al. An assessment of benefits and harms of hepatocellular carcinoma surveillance in patients with cirrhosis. Hepatology (Baltimore, Md), 2017, 65 (4): 1196-1205.

203. Nelson H D, Cantor A, Humphrey L, et al. Screening for Breast Cancer: A Systematic Review to Update the 2009 U.S. Preventive Services Task Force Recommendation[EB/OL]. [2022-12-13].

204. Rich N E, Parikh N D, Singal A G. Overdiagnosis: An Understudied Issue in Hepatocellular Carcinoma Surveillance. Seminars in Liver Disease, 2017, 37 (4): 296-304.

205. IARC (2019). Colorectal cancer screening[EB/OL]. [2022-6-16]

206. IARC (2016). Breast cancer screening[EB/OL]. [2022-06-16]

207. Tsilimigras D I, Bagante F, Sahara K, et al. Prognosis After Resection of Barcelona Clinic Liver Cancer (BCLC) Stage 0, A, and B Hepatocellular Carcinoma: A Comprehensive Assessment of the Current BCLC Classification. Ann Surg Oncol, 2019, 26 (11): 3693-3700.

208.Harris P S，Hansen R M，Gray M E，et al. Hepatocellular carcinoma surveillance：An evidence-based approach. World J Gastroenterol，2019，25（13）：1550-1559.

209. Benson A B，D'Angelica M I，Abbott D E，et al. Hepatobiliary Cancers，Version 2.2021，NCCN Clinical Practice Guidelines in Oncology. J Natl Compr Canc Netw，2021，19（5）：541-565.

210.Singal A，Volk M L，Waljee A，et al. Meta-analysis：surveillance with ultrasound for early-stage hepatocellular carcinoma in patients with cirrhosis. Alimentary pharmacology & therapeutics，2009，30（1）：37-47.

211.Tayob N，Richardson P，White D L，et al. Evaluating screening approaches for hepatocellular carcinoma in a cohort of HCV related cirrhosis patients from the Veteran's Affairs Health Care System. BMC medical research methodology，2018，18（1）：1.

212.Lee Y J，Lee J M，Lee J S，et al. Hepatocellular carcinoma：diagnostic performance of multidetector CT and MR imaging-a systematic review and meta-analysis.

Radiology，2015，275（1）：97-109.

213.Tzartzeva K，Obi J，Rich N E，et al. Surveillance Imaging and Alpha Fetoprotein for Early Detection of Hepatocellular Carcinoma in Patients With Cirrhosis：A Meta-analysis. Gastroenterology，2018，154（6）：1706-1718. e1.

214.Ji M，Liu Z，Chang E T，et al. Mass screening for liver cancer：results from a demonstration screening project in Zhongshan City，China. Scientific reports，2018，8（1）：12787.

215.石菊芳，曹梦迪，严鑫鑫，等.肝癌筛查在我国人群中的可及性：一项探索性分析.中华流行病学杂志，2022，43（6）：906-914.

216.雷海科，董佩，周琦，等.我国城市地区人群癌症筛查需求调查分析.中华流行病学杂志，2018，39（3）：289-294.

217.国家癌症中心.城市癌症早诊早治项目卫生经济学评价系列报告之三 中国城市人群中开展癌症筛查的可持续性评估.北京.

218.全文，俞霞，吴标华，等.鼻咽癌和肝癌联合筛查的流行病学及卫生经济学研究.中山大学学报（医学科学版），2014，35（4）：614-618.

219.王悠清，王乐，汪祥辉，等.杭州城市居民常见癌症筛查成本分析.中国公共卫生，2020，36（1）：12-15.

220.张苗.六种常见癌症经济负担及筛查成本—效果分析.兰州大学，2014.

221.Kuo M J，Chen H H，Chen C L，et al. Cost-effectiveness analysis of population-based screening of hepatocellular carcinoma：Comparing ultrasonography with two-stage screening. World J Gastroenterol，2016，22（12）：3460-3470.

222.陆健，施裕新，林文尧，等.肝癌高危人群AFP和影像学监测诊断小肝癌的研究.实用放射学杂志，2001，17（6）：405-407.

223.Chen J G，Parkin D M，Chen Q G，et al. Screening for liver cancer：results of a randomised controlled trial in Qidong，China. J Med Screen，2003，10（4）：204-209.

224.Zhang B H，Yang B H，Tang Z Y. Randomized controlled trial of screening for hepatocellular carcinoma. J Cancer Res Clin Oncol, 2004, 130（7）：417-422.

225. Trinchet J C, Chaffaut C, Bourcier V, et al. Ultrasonographic surveillance of hepatocellular carcinoma in cirrhosis：a randomized trial comparing 3 - and 6-month periodicities. Hepatology, 2011, 54（6）：1987-1997.

226. Wang J H, Chang K C, Kee K M, et al. Hepatocellular carcinoma surveillance at 4-vs. 12-month intervals for patients with chronic viral hepatitis：A randomized study in community. American Journal of Gastroenterology, 2013, 108（3）：416-424.

227. 宋晶晶, 卢伟业, 赵中伟, 等. 超声筛查频率与肝细胞癌患者病死率相关性分析. 中华医学杂志, 2016, 96（45）：3652-3655.

228. Del Poggio P, Olmi S, Ciccarese F, et al. Factors That Affect Efficacy of Ultrasound Surveillance for Early Stage Hepatocellular Carcinoma in Patients With Cirrhosis. Clinical Gastroenterology and Hepatology, 2014, 12（11）：1927-1933.

229.Khalili K，Menezes R，Kim T K，et al. The effective-ness of ultrasound surveillance for hepatocellular carci-noma in a Canadian centre and determinants of its suc-cess. Canadian Journal of Gastroenterology and Hepatol-ogy，2015，29（5）：267-273.

230.Santi V，Trevisani F，Gramenzi A，et al. Semiannual surveillance is superior to annual surveillance for the detection of early hepatocellular carcinoma and patient survival. J Hepatol，2010，53（2）：291-297.

231.Trevisani F，De Notariis S，Rapaccini G，et al. Semi-annual and annual surveillance of cirrhotic patients for hepatocellular carcinoma：effects on cancer stage and patient survival（Italian experience）. Am J Gastroen-terol，2002，97（3）：734-744.

232.Wu C Y，Hsu Y C，Ho H J，et al. Association be-tween ultrasonography screening and mortality in pa-tients with hepatocellular carcinoma：a nationwide co-hort study. Gut，2016，65（4）：693-701.

233.陈金洋，杨秉辉，周杏元，等. 社区肝癌高危人群筛查间隔时间的探索. 中国肿瘤，2001，10（4）：

201-202.

234.罗凤，崔英，岳惠芬，等.2011—2013年广西社区肝癌和鼻咽癌联合筛查及追踪分析.中国当代医药，2014，21（15）：171-174.

235.郑光，张红叶，倪红伟，等.肝癌高危人群二级预防依从性影响因素分析.中国公共卫生，2006，22（12）：1439-1440.

236.郑莹，朱美英，程月华，等.上海市社区肝癌高危人群早发现干预效果的研究.肿瘤，2007，27（1）：73-77.

237.Yu X，Ji M，Cheng W，et al. A Retrospective Cohort Study of Nasopharyngeal Carcinoma Screening and Hepatocellular Carcinoma Screening in Zhongshang City. Journal of Cancer，2019，10（8）：1909-1914.

238.国家卫生健康委员会疾病预防控制局，中国癌症基金会，农村癌症早诊早治项目专家委员会.癌症早诊早治项目（农村）工作报告2019/2020.北京：国家卫生健康委员会疾病预防控制局，中国癌症基金会，2020.

239.张博恒，杨秉辉.原发性肝癌筛查的成本效果分析.

中国临床医学，1999，（2）：106-108.

240. 邱永莉，王春芳，顾凯，等. 2002—2005 年上海市社区肝癌高危人群筛检成本效果分析. 上海预防医学杂志，2006，18（11）：533-535.

241. Lam C. Screening for hepatocellular carcinoma（HCC）：Is it cost-effective?. Hong Kong Practitioner，2000，22（11）：546-551.

242. Shih S T，Crowley S，Sheu J C. Cost-effectiveness analysis of a two-stage screening intervention for hepatocellular carcinoma in Taiwan. J Formos Med Assoc，2010，109（1）：39-55.

243. Chang Y，Lairson D R，Chan W，et al. Cost-effectiveness of screening for hepatocellular carcinoma among subjects at different levels of risk. J Eval Clin Pract，2011，17（2）：261-267.

244. 国家癌症中心. 中国人群癌症筛查工作指导手册. 北京：人民卫生出版社，2021.

245. Langston M E，Horn M，Khan S，et al. A Systematic Review and Meta-analysis of Associations between Clinical Prostatitis and Prostate Cancer：New Esti-

mates Accounting for Detection Bias. Cancer Epidemiol Biomarkers Prev, 2019, 28（10）: 1594-1603.

246.Hung S C, Lai S W, Tsai P Y, et al. Synergistic inter-action of benign prostatic hyperplasia and prostatitis on prostate cancer risk. Br J Cancer, 2013, 108（9）: 1778-1783.

247.Kim S H, Kwon W A, Joung J Y. Impact of Benign Prostatic Hyperplasia and/or Prostatitis on the Risk of Prostate Cancer in Korean Patients. World J Mens Health, 2021, 39（2）: 358-365.

248.Aune D, Navarro Rosenblatt D A, Chan D S, et al. Dairy products, calcium, and prostate cancer risk: a systematic review and meta-analysis of cohort studies. Am J Clin Nutr, 2015, 101（1）: 87-117.

249.Lu W, Chen H, Niu Y, et al. Dairy products intake and cancer mortality risk: a meta-analysis of 11 popu-lation-based cohort studies. Nutr J, 2016, 15（1）: 91.

250.Rahmati S, Azami M, Delpisheh A, et al. Total Calci-um（Dietary and Supplementary）Intake and Prostate

Cancer: a Systematic Review and Meta-Analysis. Asian Pac J Cancer Prev, 2018, 19 (6): 1449-1456.

251.Mahmoud A M, Al-Alem U, Dabbous F, et al. Zinc Intake and Risk of Prostate Cancer: Case-Control Study and Meta - Analysis. PLoS One, 2016, 11 (11): e0165956.

252. Chen P, Zhang W, Wang X, et al. Lycopene and Risk of Prostate Cancer: A Systematic Review and Meta-Analysis. Medicine (Baltimore), 2015, 94 (33): e1260.

253.Xu X, Li J, Wang X, et al. Tomato consumption and prostate cancer risk: a systematic review and meta-analysis. Sci Rep, 2016, (6): 37091.

254.Rowles J L, 3rd, Ranard K M, Applegate C C, et al. Processed and raw tomato consumption and risk of prostate cancer: a systematic review and dose-response meta-analysis. Prostate Cancer Prostatic Dis, 2018, 21 (3): 319-336.

255.Guo Y, Zhi F, Chen P, et al. Green tea and the risk

of prostate cancer: A systematic review and meta-analysis. Medicine (Baltimore), 2017, 96 (13): e6426.

256.Applegate C C, Rowles J L, Ranard K M, et al. Soy Consumption and the Risk of Prostate Cancer: An Updated Systematic Review and Meta-Analysis. Nutrients, 2018, 10 (1): 40

257.Humphrey P A, Moch H, Cubilla A L, et al. The 2016 WHO Classification of Tumours of the Urinary System and Male Genital Organs-Part B: Prostate and Bladder Tumours. Eur Urol, 2016, 70 (1): 106-119.

258.Epstein J I, Egevad L, Amin M B, et al. The 2014 International Society of Urological Pathology (ISUP) Consensus Conference on Gleason Grading of Prostatic Carcinoma: Definition of Grading Patterns and Proposal for a New Grading System. Am J Surg Pathol, 2016, 40 (2): 244-252.

259.Buyyounouski M K, Choyke P L, McKenney J K, et al. Prostate cancer – major changes in the American Joint Committee on Cancer eighth edition cancer staging manual. CA Cancer J Clin, 2017, 67 (3): 245-253.

260. 孙殿钦，曹毛毛，李贺，等. 全球前列腺癌筛查指南质量评价. 中华流行病学杂志，2021，42（2）：227-233.

261. Martin R M，Donovan J L，Turner E L，et al. Effect of a Low-Intensity PSA-Based Screening Intervention on Prostate Cancer Mortality：The CAP Randomized Clinical Trial. Jama，2018，319（9）：883-895.

262. Schröder F H，Hugosson J，Roobol M J，et al. Screening and prostate cancer mortality：results of the European Randomised Study of Screening for Prostate Cancer（ERSPC）at 13 years of follow-up. Lancet，2014，384（9959）：2027-2035.

263. Hugosson J，Carlsson S，Aus G，et al. Mortality results from the Göteborg randomised population-based prostate-cancer screening trial. Lancet Oncol，2010，11（8）：725-732.

264. Liu X，Yu C，Bi Y，et al. Trends and age-period-cohort effect on incidence and mortality of prostate cancer from 1990 to 2017 in China. Public Health，2019，（172）：70-80.

265. Grubb R L, 3rd, Pinsky P F, Greenlee R T, et al. Prostate cancer screening in the Prostate, Lung, Colorectal and Ovarian cancer screening trial: update on findings from the initial four rounds of screening in a randomized trial. BJU Int, 2008, 102（11）: 1524–1530.

266. Postma R, Schröder F H, van Leenders G J, et al. Cancer detection and cancer characteristics in the European Randomized Study of Screening for Prostate Cancer（ERSPC）--Section Rotterdam. A comparison of two rounds of screening. Eur Urol, 2007, 52（1）: 89–97.

267. Brawer M K, Beatie J, Wener M H, et al. Screening for prostatic carcinoma with prostate specific antigen: results of the second year. J Urol, 1993, 150（1）: 106–109.

268. Gulati R, Gore J L, Etzioni R. Comparative effectiveness of alternative prostate-specific antigen--based prostate cancer screening strategies: model estimates of potential benefits and harms. Ann Intern Med,

2013，158（3）：145-153.

269.Roobol M J，Grenabo A，Schröder F H，et al. Interval cancers in prostate cancer screening：comparing 2 - and 4-year screening intervals in the European Randomized Study of Screening for Prostate Cancer，Gothenburg and Rotterdam. J Natl Cancer Inst，2007，99（17）：1296-1303.

270.van Leeuwen P J，Roobol M J，Kranse R，et al. Towards an optimal interval for prostate cancer screening. Eur Urol，2012，61（1）：171-176.

271.中华人民共和国国家卫生健康委员会.《前列腺癌诊疗规范（2018年版）》[EB/OL]. [2021-12-11]

272.吴健民，杨振华，马嵘，等.前列腺特异性抗原检测前列腺癌临床应用 WS/T 460-2015[EB/OL]. [2021-12-11] http：//www.nhc.gov.cn/ewebeditor/uploadfile/2015/07/20150702160024348.pdf

273.中华预防医学会.大型人群队列终点事件长期随访技术规范（T/CPMA 002-2019）.中华流行病学杂志，2019，40（7）：748-752.